Werner Schweidtmann
Sterbebegleitung

Werner Schweidtmann

Sterbebegleitung

Menschliche Nähe am Krankenbett

Kreuz Verlag

Für meine Tochter Katharina

CIP-Titelaufnahme der Deutschen Bibliothek

Schweidtmann, Werner:
Sterbebegleitung: menschliche Nähe am Krankenbett / Werner
Schweidtmann. – 1. Aufl. – Stuttgart : Kreuz-Verl., 1991
    ISBN 3-7831-1075-0

© by Dieter Breitsohl AG
Literarische Agentur Zürich 1991
Alle deutschsprachigen Rechte
beim Kreuz Verlag Stuttgart
1. Auflage
Kreuz Verlag Stuttgart 1991
Umschlaggestaltung: Jürgen Reichert, Kornwestheim
Umschlagbild: Pablo Picasso »Meditation (Fernande)«, 1904,
© VG Bild-Kunst, Bonn, 1990. Museum of Modern Art, Collection
Mrs. Bertram Smith, New York.
Gesamtherstellung: Ebner Ulm
ISBN 3 7831 1075 0

Inhalt

Einführung

»Was meinen Sie, muß ich sterben?« – »Glaubst du wirklich, daß ich wieder gesund werde?«

Für alle, die mit Sterbenden zu tun haben, egal, ob als Mitarbeiterin oder Mitarbeiter in einem Krankenhaus, als Angehörige oder Freunde, wird diese Frage früher oder später zu einer Herausforderung – nicht selten auch zu einem Alptraum. Immer wieder wurde ich gefragt – in der Klinik und bei vielen Fortbildungsveranstaltungen: Was soll ich sagen, wenn . . .? In dieser Frage bündelt sich das ganze Ausmaß der Verunsicherung, wie heute mit Tod und Sterben umzugehen sei.

Ich selbst kenne diese Problematik nur allzu gut, weil ich fast ein Jahrzehnt lang Menschen seelsorglich und psychologisch in ihrer letzten Lebensphase begleitet habe. Häufig war ich selbst ratlos und am Ende. Oftmals war ich aber auch der, der von ihnen an die Hand genommen wurde, mitgenommen bis an die äußerste Grenze des Lebens. Ich habe sehen und erleben dürfen, wie Menschen das machen: sterben – wie sie es für sich gestalten. Sterbende haben mich teilnehmen lassen an dem, was sie erleben, was sie beschäftigt: an ihren Ängsten, an ihren Sehnsüchten, aber auch an ihrem Zerfall und ihrer Hinfälligkeit. Oft war das ein erschreckendes und schreckliches, aber ebenso oft auch ein tröstliches Erleben, besonders, wenn wir uns verstehen und begegnen konnten. Dadurch habe ich langsam lernen können, mit meinen eigenen Ängsten umzugehen – zu begreifen, daß Sterben ein Teil des Lebens ist und daß Sterben ein sehr lebendiges Geschehen sein kann.

Heutzutage ist die Unsicherheit darüber groß, wie Kommunikation und Beziehung zu einem Menschen zu gestalten sind, der seine letzte Phase lebt. Unsere Vorfahren taten sich damit weniger schwer. Wenn wir schon nicht mehr genau wissen und spüren können, was Sterbende durchmachen und womit sie sich beschäftigen, wenn wir also so sehr verunsichert sind im Kontakt mit ihnen, warum sollte man sie nicht selber nach dem fragen, was sie erleben und was sie von uns brauchen und erwarten in dieser letzten Lebensphase? Genau das habe ich getan – zum Teil mit erstaunlichen Ergebnissen, die hier vorgestellt und verarbeitet werden. Das Thema Wahrheitsvermittlung spielt dabei eine wichtige Rolle.

Darüber hinaus werden konkrete Gespräche mit Sterbenden wiedergegeben, in denen sie sich über ihr Leben äußern und über das, was in ihrem Sterben noch einmal lebendig wird an Erfahrungen und Erinnerungen, aber auch an Versäumnissen und Unbewältigtem. Es zeigt sich aber auch hier, wie unterschiedlich jeder mit seiner Situation fertig wird.

Kontakt zu Sterbenden ist nicht nur eine Sache von Gefühlen und Empfindungen, sondern genauso des Verstehens und des Wissens. Es liegen viel mehr Ergebnisse aus der Forschung vor, als üblicherweise bekannt sind. Viele bewegen sich immer noch auf dem »Fünf-Phasen-Niveau« von E. Kübler-Ross. Ergebnisse der amerikanischen Bewältigungsforschung zum Beispiel sind hierzulande weitgehend unbekannt, obwohl sie sehr viel detaillierter darüber Auskunft geben können, warum etwa ein Patient gut mit seiner Situation fertig wird, ein anderer mit gleicher Ausgangslage dagegen sehr viel schlechter.

Die Praxis braucht sowohl im medizinisch-pflegerischen als auch im kirchlichen Bereich Denkanstöße, damit es mehr und mehr zu einer Sterbebegleitung kommt, die diesen Namen wirklich auch verdient. Neben den Patienten, die durch ihre Bereitschaft und Offenheit zum Entstehen dieses Buches beigetragen haben, danke ich besonders Frau Magdalena Sießmann, Münster, die nicht nur das Manuskript erstellt, sondern auch viele konstruktive Anregungen beigetragen hat.

1. Gesellschaftliche Bedingungen heutigen Sterbens in ihrem geschichtlichen Kontext

Sterben und Tod als Themen
öffentlichen Interesses

Das öffentliche Interesse am Thema »Tod und Sterben« hat in
den letzten Jahren eher zu- als abgenommen. Ein großer Teil
der öffentlichen Diskussion beschäftigt sich mit der Fragestellung, wie menschenwürdiges Sterben angesichts der modernen
medizinischen (Intensiv-)Behandlungsmethoden möglich sei –
nach dem Motto: »Darf die Medizin, was sie kann?« Nicht weniger haben die zweifellos bahnbrechenden Arbeiten von Elisabeth Kübler-Ross in den USA Ende der 60er und hierzulande
Anfang der 70er Jahre das allgemeine Interesse wieder auf diesen Bereich menschlichen Lebens gelenkt und eine ganze Flut
von Veröffentlichungen ausgelöst.

Wie ist dieses erstaunliche Phänomen einzuordnen? Ist damit das Ende der Tabuzone markiert, in die Sterben und Tod
gesellschaftlich geraten waren, oder läßt dieses neuerwachte öffentliche Interesse eher darauf schließen, daß man dieses
Thema auch tot*reden* oder es sich wenigstens so auf intellektu-
elle Distanz halten kann? Nicht zuletzt Veröffentlichungen
über den Umgang mit Sterbenden in Institutionen[1] und Be-
richte über den Umgang des medizinischen Personals mit Sterbenden[2] machen deutlich, daß wir uns als Gesellschaft ebenso
wie als einzelne mit einem selbstverständlichen und normalen
Verhalten gegenüber den Sterbenden schwertun. Obwohl der
Tod als Endpunkt ebenso selbstverständlich zum Leben dazugehört wie die Geburt am Anfang, ist er in unseren Breiten weitgehend aus der Öffentlichkeit verschwunden – verlegt in Krankenhäuser und Altenheime – und ist damit dabei, auch aus dem
Bewußtsein ausgegrenzt zu werden. Wir leben so, als gebe es
ihn nicht, während er in früheren Zeiten dazugehörte: Er wurde
angenommen oder abgelehnt – er war mitten unter den Menschen. Bereits 1979 wurde darauf hingewiesen, daß die Entta-
buisierung des Themenkreises »Umgang mit Sterbenden«, der

12

sich aufgrund der Quantität von Veröffentlichungen nahelegen könnte, lediglich verbal stattfinde und über die tatsächliche Problematik hinwegtäusche.[3] Daß dies ein Problem umfassenderen Ausmaßes ist, wird sich im folgenden verdeutlichen.

Globale Verdrängung?

Nicht wenige Zeit- beziehungsweise Kulturkritiker gehen davon aus, daß wir es mit einer massiven, die Gesamtgesellschaft betreffenden Verdrängung von Sterben und Tod zu tun haben.[4] Was heute unter dem Stichwort »Verdrängung des Todes« verstanden wird, betrifft ausschließlich das Sterben selbst und den veränderten Umgang mit den davon Betroffenen, das heißt, Sterben soll sich möglichst unauffällig und ohne verunsichernde Emotionen vollziehen. J. E. Meyer geht sogar so weit, auch in der durch E. Kübler-Ross angestoßenen Bewegung der »Sterbehilfe« diese Tendenz zu vermuten, wenn über der Betonung der »actual needs« des Moribunden sein Sterben des größeren Zusammenhangs, seiner Zukunft, beraubt und den übrigen Beteiligten der Schrecken des Sterbens genommen werden solle.[5] Die gesellschaftliche Tendenz zur Verdrängung sei nicht nur an der Privatisierung abzulesen, sondern besonders auch an dem Ziel der Entängstigung. Es sei eine möglichst weitgehende »Abschirmung der Menschen vor einer Auseinandersetzung mit den Fragen nach den ›Letzten Dingen‹«[6] zu beobachten. Von einer besorgniserregenden Situation wird gesprochen und auf die Gefahr hingewiesen, die solche Reaktionen mit sich bringen. Der Tod sei nun einmal die tödlichste aller Sicherheiten des Menschen, und wenn dieses Thema aus der Kommunikation und Reflexion ausgespart werde, dann werde das nicht nur verheerende Auswirkungen haben auf die Fähigkeit beziehungsweise die Unfähigkeit des einzelnen, sein eigenes Sterben zu gestalten, sondern auch tiefgreifende Rückwirkungen auf unsere »Lebensanschauung« und die weltanschauliche Deutung und damit auf unser Zusammenleben: Das Leben stehe in Gefahr, inhumaner zu werden, wenn wir das Sterben (und den Sterbenden) um*gehen*, statt mit ihm *um*zugehen.[7] »Man lebt, so gut es geht, und läßt alles, was mit dem Tod zu tun hat, auf sich beruhen; und wenn es schließlich nicht mehr geht, sucht man so schnell und schmerzlos wie möglich durch den Lebensausgang hindurchzukommen. Der ›angepaßte‹ Mensch möchte auch möglichst ›angepaßt‹ sterben, möglichst wenig seiner selbst bewußt.«[8] Entsprechend willkommen ist der plötzliche, überraschende, möglichst schmerzfreie Tod – etwa der Herztod –, der überdies in besonders hohem gesellschaftlichem Ansehen steht, weil er den auf diese Weise Verstorbenen als ein besonders tüchtiges Mitglied unserer Leistungsgesellschaft ausweist.

Aber auch andere Stimmen melden sich zu Wort. Der Soziologe W. Fuchs zum Beispiel ist ausgesprochen skeptisch gegenüber dem Interesse, den Tod immer wieder in den Mittelpunkt des Bewußtseins zu rücken. Er sieht darin das Bedürfnis vor allem konservativer Kreise (wozu er auch die Kirchen rechnet), das moderne Ringen um Fortschritt in die Schranken zu weisen. Mit einer eindeutigen Absage an religiöse Todesbilder fordert er das Bild des natürlichen Todes für die moderne Gesellschaft.[9] W. Fuchs geht davon aus, daß die Probleme, die wir heute noch im Umgang mit dem Tod haben, aus einem Ungleichgewicht stammen zwischen einer hochmodernen Gesellschaft auf der einen Seite, die andererseits ihre Todesbilder aus Magie und primitiver Religion beziehe. In dem Maße, in dem dieses Ungleichgewicht überwunden werden könne, werde sich auch das Problem des Umgangs mit Tod und Sterben von selbst erledigen.

Allerdings wird man auch bedenken müssen, daß die Herausforderung, die der Tod als todsicheres Faktum für jeden Menschen darstellt, schon immer zu den unterschiedlichsten Reaktionen, auch im Sinne von Verleugnungsreaktionen, geführt hat. So versuchte bereits Epikur den Tod aus dem Bewußtsein zu vertreiben, wenn er schrieb: »Solange wir existieren, ist der Tod nicht da, und wenn der Tod da ist, sind wir nicht mehr.«[10] Aber weder die Tatsache, daß jeder seinen eigenen Tod sterben muß und diese Erfahrung letztlich nicht mitteilbar ist, dürfte eine Erklärung für die heutige Einstellung zu Tod und Sterben sein, noch die Aussage Freuds, niemand könne eigentlich seinen eigenen Tod, das heißt sein eigenes Nicht-Sein, denken.

Diese Schwierigkeiten bestanden auch für frühere Generationen, aber es bleibt die Frage, warum heutzutage weitgehend auf diesen »Bewältigungsmechanismus« zurückgegriffen wird, wieso frühere Generationen offenbar selbstverständlicher mit dem Sterben und den Sterbenden umgehen konnten. Vermutlich handelt es sich um ein Geschehen, das als »multifaktoriell« einzuschätzen ist. Ich gehe aber davon aus, daß es *eine* vorrangige Ursache gibt: Sterben wird in unserer Gesellschaft nicht mehr e r l e b t, und zwar nicht nur, weil es an die dafür zuständigen Institutionen delegiert worden ist, sondern auch deshalb, weil entschieden weniger gestorben wird als vor hundert oder zweihundert Jahren. Um diese These zu entfalten, soll mit einigen Ergebnissen der historischen Demographie gezeigt werden, um wieviel anders die Lebensverhältnisse und in der Folge davon auch das Lebensgefühl und die Einstellung früherer Generationen gegenüber dem Tod gewesen sind.

Daten und Ergebnisse der historischen Demographie

Zahlen sind nicht selten nüchtern und abstrakt. Oft können sie aber helfen, Wirklichkeiten zu erfassen und Entwicklungen angemessen einzuschätzen. Dazu verhelfen in unserem

Fall demographische Daten zu den Themen »Sterblichkeit«, »Lebensdauer« und »durchschnittliche Lebenserwartung«. Besonders der Berliner Sozialhistoriker A. E. Imhof hat durch seine bahnbrechenden Forschungen auf dem Gebiet der historischen Demographie eine erstaunliche Fülle von Daten bereitgestellt.[11] Eindrucksvoll hat er Einblick in das Alltagsleben früherer Generationen vermittelt, in die Bedrohungen, Herausforderungen und die Art und Weise, wie Menschen damals mit ihnen umgegangen sind.[12] Aufschlußreich ist besonders die beachtliche Veränderung im Bereich der allgemeinen Lebenserwartung gegenüber früheren Jahrhunderten und die durch sie ausgelösten durchgreifenden Veränderungen für fast alle Bereiche unseres menschlichen Lebens.

Im Fall der Untersuchung von A. E. Imhof wurden die Kirchenbücher der Berliner Kirchengemeinde Dorotheenstadt mit Hilfe des Computers ausgewertet. Die Forschungsergebnisse haben gezeigt, daß damals nicht mit einem relativ konstant zu erwartenden Lebensalter zu rechnen war. So ergibt die willkürlich herausgegriffene S. 79 aus dem Sterbebuch des Jahres 1719, die zehn Verstorbene registriert, ein Durchschnittsalter von 25,67 Jahren. »Zehn Menschenleben, die insgesamt 256,75 Jahre auf Erden verbrachten. Heute schaffen das vier, wenn nicht schon drei Menschenleben!«[13]

Wie groß die physische Unsicherheit angesichts eines jederzeit möglichen Todes und wie anders die damit verbundenen Lebensverhältnisse gegenüber unserer Zeit waren, können wir uns heute kaum mehr vorstellen. Es ist ein großer Unterschied, ob wir heute ziemlich fest mit 70 oder 75 Erdenjahren rechnen können oder ob – wie im Beispiel Berlin-Dorotheenstadt – der eine ein Jahr alt wurde, der andere 65, der dritte 5 und der vierte 32. »Mitten im Leben sind wir vom Tod umgeben« – damals ja, heute nein! Heute lohnt es sich, von Anfang an in das biologisch inzwischen ziemlich gesicherte Leben zu investieren, in das eigene und in das Leben unserer Kinder: finanziell, emotional, ausbildungsmäßig. Unsere Vorfahren mußten sich angesichts der großen physischen Unsicherheit des Daseins schon mehr einfallen lassen, um ihrem Leben ein Ziel und einen Sinn und damit Stabilität zu geben.

Die Gesamtauswertung der Untersuchung aus der Kirchengemeinde Dorotheenstadt in Berlin, die alle Verstorbenen zwischen 1715 und 1875 umfaßt, fördert denn auch erstaunliche Erkenntnisse zutage und läßt die ganze Problematik früherer Generationen angesichts des jederzeit möglichen Todes, besonders im Säuglings- und Kindesalter, erst richtig hervortreten: »Von den insgesamt 39 251 zu Grabe Getragenen waren nicht weniger als 12 193 Säuglinge unter einem Jahr, das heißt ein knappes Drittel (31,1 Prozent). Rechnet man die Kleinkinder bis zu acht Jahren hinzu, hat man bereits die Hälfte der Sterbefälle erfaßt (50,6 Prozent). Der ganze Rest verteilt sich anschließend etwa gleichmäßig auf alle übrigen Alter zwischen 9 und 90 Jahren.«[14]

Heutzutage stellt sich das Bild genau umgekehrt dar: Es wird nicht mehr am Anfang des Lebens massenhaft gestorben, sondern am Ende, mit 70, 75 und gar 80 Jahren. Man kann also sagen: Mit den Todesursachen hat sich auch die Lebenserwartung verändert. Diese Entwicklung wurde möglich zum Beispiel durch die forcierte Intensivierung der Landwirtschaft, die verbesserten hygienischen Bedingungen, die kontinuierliche Sicherstellung der Lebensmittelversorgung, die industrielle Entwicklung, die mehr Menschen ein gesichertes Auskommen ermöglicht, und durch die verbesserte medizinische Versorgung. Es ist erstaunlich zu sehen, für wie viele Bereiche diese veränderte Lebenserwartung Bedeutung gewinnt. Uns interessiert vor allem die Frage: Was bedeuten diese Veränderungen für die Einstellung des einzelnen zu seinem Tod und zum Tod anderer, inwieweit können uns diese Daten helfen, unsere heutigen Verhältnisse und unser heutiges Lebensgefühl im Vergleich zu dem früherer Generationen besser zu verstehen?

17

Die veränderte Lebenserwartung und ihre Auswirkungen auf die Gesellschaft

Innerhalb der Familie haben wohl die tiefgreifendsten Veränderungen gegenüber früheren Zeiten stattgefunden. Eltern sind heute noch auf dem Höhepunkt der Lebenskräfte, wenn die Folgegeneration sich selbständig macht. Für sie bleibt gewöhnlich noch ein Drittel ihrer Lebenszeit ohne ihre Kinder, oder, wie A. E. Imhof es nennt, die Phase der »nachelterlichen Gefährtenschaft im leeren Nest«. Auch die Beziehungen der Eltern zu den Kindern haben in früherer Zeit wesentlich anders ausgesehen. Man engagierte sich weit weniger, denn es wurden ja immer noch genug Kinder geboren, um das Überleben zu sichern. Erst gegen Ende des 19. und zu Beginn unseres Jahrhunderts begann man mehr und mehr, in die einmal zur Welt Gekommenen zu investieren, weil die Geburtenzahlen sanken und das Leben des einzelnen Kindes bedeutsamer und wertvoller wurde.

Eine weitere Veränderung betrifft die Art des Zusammenlebens der Menschen. Die Zahl der Einpersonenhaushalte stieg von 19,4 Prozent im Jahre 1950 auf 31,3 Prozent im Jahr 1982. Gleichzeitig nahm die Zahl der Personen pro Haushalt in der Bundesrepublik Deutschland im selben Zeitraum von 3,0 auf 2,4 ab. Diese Entwicklung verläuft – unabhängig vom Kulturkreis – für alle Industrienationen ähnlich.

Auch sind die Familien gegenüber früheren Zeiten kleiner geworden: Es gibt weniger Kinder, und die Großeltern leben gewöhnlich für sich. Die Folge davon ist, daß ein Todesfall in der Familie viel seltener direkt miterlebt wird. Man kann davon ausgehen, daß dies in der Kernfamilie nur noch alle zehn bis 15 Jahre vorkommt[15], wobei die Generation der Großeltern der Kinder miteinbezogen ist, deren Sterben sich aber nicht mehr unbedingt als ein dramatisches Ereignis darstellt, das die eigene Existenz erschüttert. Hautnah erlebtes Sterben ist in den Klein-

18

familien zur Ausnahme geworden. Besonders das Sterben von Kindern wird allerdings als Tragödie erlebt. Sie sind durch ihre kleinere Zahl (nur noch 23 Prozent der Gesamtbevölkerung sind unter 15 Jahren) gegenüber früher wertvoller denn je geworden. Entsprechend dramatisch sind auch die Reaktionen von Eltern, wenn ein Kind schwerkrank ist oder wenn sie es gar verlieren. Ein fünfjähriges Mädchen zum Beispiel sollte wegen einer Schieloperation kurzfristig in der Kinderklinik behandelt werden. Durch eine maligne Hyperthermie, einen sehr seltenen Narkosezwischenfall, geriet das Mädchen unversehens in eine lebensbedrohliche Situation und starb noch am Tag des Eingriffs. Es war das einzige Kind der Eltern. Die Mutter war kaum mehr zu beruhigen, und das ist sicher verständlich, wenn klar wird, was dieses Ereignis für einschneidende Konsequenzen und Veränderungen des gesamten Lebensgefühls und des Alltags für die beiden Eltern hat. In früheren Zeiten wären diese Auswirkungen für die Eltern weniger drastisch ausgefallen.

Die Augen vor einer Wirklichkeit zu verschließen, die unaufhaltsam auf uns zukommt, wird uns aber wohl nichts nutzen. Deshalb erscheint es dringend geboten, die Realität wahrzunehmen, wie sie sich zeigt. Das heißt aber ebenso, frühzeitig zu überlegen, welche Schritte einzuleiten sind, um den verhängnisvollen Seiten dieser Entwicklung vorzubeugen.[16]

Sterben im Krankenhaus

Parallel zu der Entwicklung hin zur Kleinfamilie und dem stärker werdenden Trend zum Einpersonenhaushalt setzt sich eine andere Entwicklung unaufhaltsam durch, die bis in das Leben des einzelnen hinein gravierende Veränderungen mit sich gebracht hat. Der Ort des Sterbens hat sich verschoben. Immer mehr werden die existentiellen Lebensereignisse – Geburt und Tod – aus dem Bereich der Familie in die Institution Krankenhaus verlagert. In Deutschland starb im Jahre 1900 ungefähr jeder zehnte Bürger im Krankenhaus; 1960 waren es bereits 44 Prozent, 1972 53,5 Prozent und 1976 bereits 57,1 Prozent aller Sterbefälle, die im Krankenhaus starben. In Berlin waren es schon damals 77 Prozent. Dieser Trend zum Sterben in der Institution Krankenhaus setzt sich immer weiter nach oben fort.

Seit der Antike beziehungsweise dem frühen Christentum hatte sich die Einstellung zum Tod nur sehr langsam und nie dramatisch verändert. Eine drastische Veränderung hat sich erst in den letzten 40 Jahren vollzogen. Zugleich ist der ursprüngliche Zusammenhang zwischen Diakonie und Therapie immer mehr verlorengegangen. Von den Grundlagen und der Tradition eines christlichen Welt- und Menschenbildes her war er ursprünglich gegeben. Bereits die ersten Christen nannten sich im Sinne dieser dienenden Pflege und nachgehenden Fürsorge Therapeuten. Auch Christus selbst wurde schon frühzeitig der Ehrentitel eines »therapeutes« zuerkannt. Mit diesem Grundbegriff der Therapeutik verband sich die »diakonia«, worunter jeder Dienst an einem Notleidenden verstanden wurde. In diesem Sinne waren die christlichen Krankenhäuser konzipiert und geführt. Unter diesem Vorzeichen wurde ihre Ökonomie (von oikos, griech. Haus-ordnung) betrieben (sehr im Unterschied zu der »Ökonomie«, die heute unsere Krankenhäuser bestimmt!).

Erst in der Aufklärung setzte sich eine bürgerliche Auffassung durch, nach der man alles Kranke und Schwache aus der

Gesellschaft zu entfernen habe. Die Kranken kamen jetzt in sogenannte Aufbewahrungsanstalten, in die Heilstätten. Mit dem 19. Jahrhundert schließlich entstand die sogenannte bürgerliche Wohlfahrtspflege. In einer Rede vor den Naturforschern und Ärzten im Jahre 1860 stellte Rudolf Virchow fest, die medizinischen Humanitätsanstalten seien nunmehr in jene Rolle eingetreten, die in früheren Zeiten den transzendentalen Strebungen der verschiedenen Kirchen zugefallen war. Entsprechend stellt der Heidelberger Medizinhistoriker H. Schipperges auch eine veränderte Haltung heutiger Therapeuten gegenüber dem Kranken fest: »Technische Kompetenz« verbindet sich notwendigerweise mit »affektiver Neutralität«.[17]

Auf diese affektive Neutralität stößt schon zu Beginn unseres Jahrhunderts (1912) Rainer Maria Rilke, wenn er sich mit dem zunehmend unpersönlicher und anonymer werdenden Sterben im Krankenhaus auseinandersetzt: »Dieses ausgezeichnete Hotel ist sehr alt, schon zu König Chlodwigs Zeiten starb man darin in einigen Betten. Jetzt wird in 559 Betten gestorben. Natürlich fabrikmäßig. Bei so enormer Produktion ist der einzelne Tod nicht so gut ausgeführt, aber darauf kommt es auch nicht an. Die Masse macht es. Wer gibt heute noch etwas für einen gut ausgearbeiteten Tod? Niemand. Sogar die Reichen, die es sich doch leisten könnten, ausführlich zu sterben, fangen an, nachlässig und gleichgültig zu werden; der Wunsch, einen eigenen Tod zu haben, wird immer seltener ... Man stirbt, wie es gerade kommt; man stirbt den Tod, der zu der Krankheit gehört, die man hat (denn seit man alle Krankheiten kennt, weiß man auch, daß die verschiedenen letalen Abschlüsse zu den Krankheiten gehören und nicht zu den Menschen; und der Kranke hat sozusagen nichts zu tun).«[18]

Wie sehr sich die Zustände eher noch verschlechtert haben, zeigt symptomatisch für viele andere ein Beispiel aus einer Universitätsklinik, in der ein Patient mit gut 40 Jahren gestorben war. Es war deutlich, daß die Frau für das Abschiednehmen Zeit brauchte. Die Oberschwester bestand darauf, daß das Zimmer bis zwölf Uhr geräumt sein mußte, weil es am gleichen Tag

21

noch belegt werden sollte und es sonst die Putzkolonne nicht mehr säubern konnte. Die Schwestern und ein Pfleger der Vormittagsschicht erklärten sich daraufhin bereit, das Zimmer nach ihrem Dienst zu putzen, damit die Frau des Patienten sich noch Zeit nehmen konnte. P. Sporken nennt in diesem Zusammenhang das Stichwort von der »falsch verstandenen Rationalität«, die so oft den Raum für menschlich angemessenes Erleben beschneidet oder ihm im Wege steht.

Soziologische Studien weisen eindrücklich darauf hin, daß das Krankenhaus eine Institution ist, die primär auf die Linderung oder Heilung einer Krankheit ausgerichtet ist. Moderne Krankenhäuser und ihr Personal sind darauf eingestellt, Leben zu retten, und zwar um jeden Preis. Das Anstaltsziel des modernen Krankenhauses ist nicht primär die Diakonie im oben beschriebenen Sinn, sondern die Wiederherstellung der Gesundheit, und die wird mit allen zur Verfügung stehenden Mitteln personeller und technischer Art betrieben. Da bleiben nur wenige Möglichkeiten, auf die der Anstaltsroutine zuwiderlaufenden Bedürfnisse nach stärkerer pflegerischer und emotionalmenschlicher Zuwendung einzugehen. 1743 war diese Grundeinstellung noch gegeben. In dem Kapitel »Biblische Gesundheitslehre« eines medizinischen Werkes aus jener Zeit heißt es: »Zu der Sorge für des Kranken Genesung gehöret auch dieses: daß sie nicht allein gelassen werden.«[19] Heutzutage hat der Patient oft den Eindruck, nur noch das Resultat krankhafter Befunde zu sein, die die Ärzte zu beseitigen versuchen.

Der Zusammenbruch eines übergreifenden Sinnzusammenhangs

Ein weiterer, meines Erachtens sehr wesentlicher Punkt für die gravierenden gesellschaftlichen Veränderungen beim Umgang mit Krankheit und Tod ist der Zusammenbruch eines übergreifenden, unangefochtenen Sinnzusammenhangs, den die Religion als Antwort auf die Frage nach dem »Danach« bereitgestellt hatte. Wir können uns kaum noch vorstellen, wie selbstverständlich der Glaube an die Auferstehung früher für wahr gehalten wurde. Selbst für die, die auch heute noch fest daran glauben, ist die Voraussetzung eine andere geworden. Ein solcher Glaube trägt in ganz anderer Weise, wenn er von den Menschen der eigenen Umgebung geteilt wird, als wenn man sich mit seinem Glauben nicht nur den Anfechtungen durch wissenschaftliche Erkenntnisse und Anfragen, sondern auch durch ganz konkrete Menschen ausgesetzt sieht. Es war die Selbstverständlichkeit der Glaubensüberzeugung, die tragfähig war für die Generationen früherer Jahrhunderte. Ihre Haltung war sicher in vielem naiver, aber sie standen dem Tod auch – wie aufgezeigt – selbstverständlicher gegenüber. A. E. Imhof schreibt in diesem Zusammenhang, daß die Alltagswelten unserer Vorfahren räumlich zwar kleiner und zeitlich kürzer waren als die unsrigen, ihr Horizont enger und auch dem möglichen Lebensende näher, aber diese Begrenzungen bedeuteten für sie letztlich doch nicht die eigentlichen Grenzen und das Ende. Ihre Welten griffen räumlich und zeitlich weit darüber hinaus. Sie akzeptierten Sterben und Tod zwar als naturgegeben, das verstellte ihnen aber nicht den Blick für das, was danach kam: die Fortsetzung im Jenseits. Und diese Weltsicht hatte auch Raum für das eigene Sterben wie für das Sterben anderer.[20]

Diese »Weltanschauung«, der Glaube daran, daß das Leben in eine kurze irdische und eine ewige himmlische Spanne aufgeteilt war, daß das Eigentliche erst nach Eintritt des Todes kam, zieht sich wie ein roter Faden durch die Jahrhunderte und blieb trotz aller politischen, sozialen und gesellschaftlichen Veränderungen die große Konstante, die Sicherheit, die das Leben trotz vieler Unsicherheiten bestimmte. Diese Gewißheit begleitete die Sterbenden buchstäblich bis zum letzten Atemzug. Ein Zeuge am Ende des 18. Jahrhunderts verdeutlicht diese Haltung: Am 4. April 1787, drei Jahre vor seinem Tod, schrieb Wolfgang Amadeus Mozart an seinen Vater: »Da der Tod (genauzunehmen) der wahre Endzweck unseres Lebens ist, so habe ich mich seit ein paar Jahren mit diesem wahren, besten Freunde des Menschen so bekannt gemacht, daß sein Bild nicht alleine nichts Schreckendes mehr für mich hat, sondern recht viel Beruhigendes und Tröstendes. – Und ich danke meinem Gott, daß er mir das Glück gegönnt hat, ... den Tod als Schlüssel zu unserer wahren Glückseligkeit kennenzulernen ... und wünsche diese Glückseligkeit von Herzen jedem meiner Mitmenschen.«[21] Mozart war 32 Jahre alt, als er diese Zeilen schrieb. Beides hängt offenbar eng miteinander zusammen: die relative Gefaßtheit und Gelassenheit dem Tod gegenüber und das sichere Wissen um ein Weiterleben nach dem Tod.

Das bedeutet aber keineswegs, daß der Mensch früherer Jahrhunderte nicht an den Dingen, die er besaß, oder an den Menschen, die ihm nahestanden, gehangen hätte; das heißt auch nicht, daß die Menschen im Angesicht des Todes nicht traurig gewesen wären oder geweint hätten, aber der auch damals nicht leichte Rückblick auf das Leben ging weitgehend ohne Widerspruch mit der Hinnahme des nahen Todes einher. Die Todesvertrautheit war umfassend. So war es denn auch selbstverständlich, daß dieser vertraute Umgang nicht nur mit den Sterbenden, sondern ebenso selbstverständlich mit den Toten gepflegt wurde. Kein Toter, gleich, ob er einfacher Bürger oder eine bedeutende Persönlichkeit war, verschwand einfach spurlos.

Wie sich heutzutage in der Verlagerung des Sterbens in das Krankenhaus eine veränderte innere Einstellung dem Tod gegenüber ausdrückt, so im letzten Drittel des 18. und zu Beginn des 19. Jahrhunderts in der Verlegung der Friedhöfe. Das war der erste einschneidende Bruch und damit die Ausbürgerung des Todes aus dem Leben. Der Tod wurde immer weniger etwas »Soziales und Öffentliches«. Damit wurde eine Wende eingeleitet, die im Laufe des 20. Jahrhunderts in den urbanisierten und technisierten Bereichen der westlichen Welt eine gänzlich neue Art und Weise des Erlebens des Todes hervorgebracht hat. Der französische Historiker Ph. Ariès schreibt in diesem Zusammenhang: »... Die Gesellschaft hat den Tod ausgebürgert, ausgenommen den Tod großer Staatsmänner. Nichts zeigt in den modernen Städten mehr an, daß etwas passiert ist; der schwarzsilberne Leichenwagen von einst ist zur unscheinbaren grauen Limousine geworden, die im Stadtverkehr kaum noch auffällt. Die Gesellschaft legt keine Pause mehr ein. Das Verschwinden eines einzelnen unterbricht nicht mehr ihren kontinuierlichen Gang. Das Leben der Großstadt wirkt so, als ob niemand mehr stürbe.«[22]

In diesem Dilemma bewegen wir uns heute: Auf der einen Seite haben wir die Sitten unserer Vorfahren leichtfertig aufgegeben, weil wir meinten, wir hätten sie nicht länger nötig – und das von den einfachsten Traditionen und Normen bis hin zu den kompliziertesten generationsüberdauernden Stabilitätsstrategien. Auf der anderen Seite stellen wir unser eigenes E g o ins Zentrum, mit dem dann auch alles zu Ende ist. Wir brauchen aber – wie frühere Generationen auch – ein gerüttelt Maß an Sicherheit, um angesichts dieser existentiellen Situation der »certa moriendi conditio« nicht in einem Übermaß von Angst zu versinken. Denn individuell sind Angst vor dem Sterben und die Frage, was nach dem Tod mit dem Menschen geschieht, durchaus weiter existent. Das bedeutet, daß sich die Ängste des einzelnen und der öffentliche Umgang mit Sterben und Tod in der Gegenwart weder decken noch sich gegenseitig ergänzen. So läßt die Gesellschaft den einzelnen mit diesen Fragen praktisch allein. Und auch die Kirchen haben (noch weit mehr als der Glaube) viel von der unangefochtenen Selbstverständlichkeit eingebüßt und ihre Fähigkeit gegenüber früheren Zeiten verloren, einen größeren Sinnzusammenhang glaubhaft darzustellen. Mehr als früher wird deshalb jeder für sich einen Weg suchen müssen, mit dieser bleibenden Wirklichkeit angemessen zu leben und zurechtzukommen: mit Leiden, Vergänglichkeit und Tod. Die Aufgabe, die dabei entsteht, beschreibt Imhof eindringlich: »Aber wir sollten nicht im jetzigen Zustand der Leere verharren und ziellos im gehetzten Tempo durch die besten Jahre unseres verlängerten irdischen Lebens hasten und uns vom verwelkenden Körper eines Tages vor das Nichts stellen lassen. Wir haben die Veränderungen herbeigeführt, und die meisten von uns akzeptieren diese ja auch, zumindest auf Zeit. Weshalb nun also nicht ebenso entschieden den zweiten Schritt tun und versuchen, wieder eine funktionierende und auch die schwersten Dinge integrierende Weltanschauung zu gewinnen? ... Es ist schwer, ohne Weltanschauung zu leben, und noch schwerer zu sterben. Solange wir aber keine haben, werden wir uns mit dem einen wie dem anderen schwertun.«[23]

Die Frage ist, wie wir aus dem Zustand innerer Leere und Ambivalenz dem Leben und dem Sterben gegenüber herauskommen, wie wir Schritte zu einer Welt-Anschauung tun können, in der unsere Möglichkeiten und Grenzen als Menschen ihren Platz haben, in der wir uns nicht aus Größenwahn überschätzen, uns aber auch nicht resignierend zurückziehen oder verzweifeln angesichts einer Wirklichkeit, die wir nicht überwinden werden und die Menschen heute wie früher bewältigen müssen. Wie diese unausweichliche »Wahrheit« bestanden wird beziehungsweise bestanden werden kann und wie wichtig dabei die Rolle des Bei-standes ist, soll im folgenden aufgezeigt werden.

2. Das Erleben des Sterbens

Wer ist ein Sterbender?

Wenn wir im folgenden von Patienten im Angesicht des Todes sprechen, so scheint es angebracht, zunächst zu klären, wer denn ein Sterbender ist. »Nach der klassischen Terminologie gilt als Sterbender ein Mensch, bei dem infolge eines destruktiven organischen Prozesses lebenswichtige Funktionen des Organismus so beeinträchtigt werden, daß sie mit der psychophysischen Existenz nicht mehr vereinbar sind.«[1] Mit dieser klassischen Sterbedefinition ist gleichzeitig gemeint, daß gezielte therapeutische Maßnahmen durch den Arzt nicht mehr aussichtsreich erscheinen.

Dank der fortschreitenden Erkenntnisse und Erfolge der modernen Medizin wächst die Gruppe der Patienten, die nicht eigentlich als »Sterbende« im Sinne der vorliegenden Definition anzusehen sind, sondern sich eher im Vorfeld des Sterbeprozesses befinden. Dies sind zum Beispiel Patienten, bei denen der Ausgang intensivmedizinischer Maßnahmen ungewiß ist; es sind aber auch solche mit chronisch-progredienten hämatologischen Erkrankungen wie etwa Leukämie oder Lymphogranulomatose (Lymphdrüsenkrebs). Früher wären solche Patienten relativ schnell gestorben; heute ist es möglich, den Krankheitsverlauf so zu verlangsamen, daß der Tod unter Umständen erst sehr viel später eintritt. Während dieser Zeit stehen die Patienten jedoch – unbewußt oder auch bewußt – unter der schweren inneren Konfrontation mit ihrer Krankheit, die letztlich zum Tode führt. Diese »Zwischenzustände« – Leben, das noch erhalten wird, und der Tod, der jederzeit eintreten kann – gibt es durch heutige medizinische Behandlungsmethoden immer häufiger. Daß solche »Zwischenräume« mit einem Höchstmaß an seelischer Belastung verbunden sind, dürfte unmittelbar einsichtig sein; am ehesten können sie mit dem Begriff »Dauerkrise« bezeichnet werden.

Die beiden wesentlichen Fragen dieses Kapitels lauten deshalb: a) Wie erleben Menschen solche Extremsituationen? und

b) Wie gehen sie mit ihnen um, wie werden solche letzten Lebensphasen bewältigt und bestanden? Am Anfang soll die Realität des Sterbens anhand einiger Beispiele aus dem alltäglichen Erleben in einer Klinik dargestellt werden, an denen nicht nur deutlich wird, wie unterschiedlich Menschen ihr Leben beenden (müssen), sondern es soll auch gezeigt werden, daß Sterben immer sowohl mit der Situation (äußere Umgebung, familiärer Hintergrund, Auswirkungen der Erkrankung) als auch mit der betroffenen Person selbst zu tun hat. Erst wenn beide Komponenten gesehen werden, vor allem auch in ihrem Zusammenspiel, wird man zu einer angemessenen Einschätzung der Hintergründe kommen können und zu dem, was »Wahrheit am Krankenbett« als ein wesentlicher Bestandteil der Gesamtkonstellation bedeutet. Dieses im Sterben so wichtige Thema soll im Anschluß an die Fallberichte ausführlicher behandelt werden.

Üblicherweise reduziert sich die kontrovers geführte Diskussion zum Thema »Wahrheit am Krankenbett« auf eine Polarisierung nach pro und contra. Im Sinne einer angemessenen Begleitung, die sowohl der jeweiligen Person als auch den situativen Gegebenheiten Rechnung trägt, wird man aber wohl nur weiterkommen, wenn die oftmals geradezu dogmatischen Positionen verlassen werden. Sterben muß als das verstanden werden, was es ist: als prozeßhaftes Geschehen, freilich nicht im Sinne einer vordergründigen Vereinfachung, wie sie immer wieder vertreten wird. Dem Erleben im Sterben müssen theoretische Überlegungen entsprechen, die in der Lage sind, einerseits die Vielschichtigkeit des Prozesses angemessen aufzunehmen (einschließlich der Bedeutung von »Verleugnung«), die aber andererseits in ihrer Differenziertheit nicht verwirrend erscheinen und damit als Hilfe für die praktische Arbeit mit Sterbenden untauglich werden.

Die Tragweite dessen, was Sterben für einen Menschen bedeutet, können Außenstehende und Nichtbetroffene kaum nachvollziehen. Gerade deshalb aber muß dies immer wieder bewußtgemacht werden, damit die, die als Begleiter mit Sterbenden zu tun haben, wenigstens eine annähernde Vorstellung von dem bekommen, womit der Betreffende sich auseinandersetzen muß, was ihm nicht nur an körperlichen, sondern auch an seelischen Herausforderungen zugemutet wird. Durch einen tiefenpsychologisch und einen soziologisch orientierten Zugang soll versucht werden, Verständnis für die tiefgreifenden Veränderungen zu wecken, die ein Sterbender zu bewältigen hat, und damit das Verständnis für Menschen, die ihren Tod erleben oder vor Augen haben.

Erkenntnisse der Humanwissenschaften über das Erleben des Sterbens

Die Tiefenpsychologie weist darauf hin, daß früheste Erfahrungen des Menschen Erfahrungen mit seinem Leib sind (zum Beispiel Hunger und Durst, Wärme und Kälte). Über lange Jahre bleibt das Selbstbewußtsein des Kindes an seine leibliche Identität gebunden. Aber auch für den erwachsenen oder älteren Menschen bleibt es eine große Herausforderung, wenn sein »Körperschema« bedroht ist oder zerstört wird, das heißt, wenn er die ursprüngliche Gewißheit, mit den körperlichen Vorgängen eins zu sein beziehungsweise sie steuern oder beeinflussen zu können, verliert.

Durch solche körperlichen Veränderungen ist aber nicht nur die körperliche, sondern in der Folge ebenso die personale und die soziale Identität des Kranken in Frage gestellt. Von allem dem, was er war oder was er hatte, woran sein Herz hing, davon muß er nun Abschied nehmen, er muß es loslassen. Daß dies tiefgreifende innere Erschütterungen auslöst, ist unmittelbar einsichtig und gipfelt häufig in den Fragen nach dem Sinn des noch verbleibenden Lebens: Wer bin ich noch, wenn ich das alles nicht mehr kann, wenn mir so viel aus den Händen gleitet?

Daß diese Veränderungsprozesse im körperlichen beziehungsweise sozialen Bereich mit zum Teil tiefsitzenden Ängsten einhergehen, darauf weist die Tiefenpsychologie eindringlich hin. Dabei spielen die Vernichtungs- und die Verlustangst eine wesentliche Rolle. Die Vernichtungsangst ist die früheste, die ein Kind als Reaktion auf extrem bedrohliche Vorgänge erlebt – in der Zeit, in der noch keine Gewißheit mütterlicher Zuwendung besteht. Die Verlustangst setzt die Fähigkeit zur Objektbeziehung voraus, zu liebender und vertrauter Beziehung. Menschen, die diese Urerfahrung von Verläßlichkeit nicht oder nur bedingt machen konnten, haben es mit dem Sterben schwerer. Sie erleben darin eher eine totale Vernichtung, während solche Menschen, die Urvertrauen ausbilden konnten und dadurch Selbstvertrauen entwickelt haben, mit weniger Grauen in den Tod gehen.

Wenn die Beziehung des Sterbenden zu seinen Bezugspersonen erwachsen und gereift ist und nicht kindlich anklammernd, gibt es tief in seinem Innern die Objektimago, einen inneren Widerschein der liebenden Beziehung. Ist diese Objektimago wegen eines weniger reifen Ich jedoch nicht ausgeprägt, muß der bevorstehende Verlust bedrohliche Züge annehmen. Besonders bei Kindern mit ihrem noch schwach ausgeprägten Ich ist verläßliche Nähe deshalb unverzichtbar.

Die einzige Möglichkeit, mit der Vernichtungs- und der Verlustangst angemessen umzugehen, ist eine im Leben gut ausgebildete und reife Ich-Stärke. M. Leist spricht von seelischer Reife dann, wenn sich eine Person ihrer kindlichen Bedürfnisse bewußt ist, sich ihnen aber nun nicht mehr unkontrolliert und hemmungslos ausgeliefert sieht, sondern ihnen die Einsicht des Verstehens und den inneren Halt liebender Beziehung entgegensetzt.[2] Deshalb ist es verständlich, daß eine solche Person weniger Angst im Sterben erlebt als eine, deren Entwicklung nicht so weit gekommen ist. Wichtigste Sorge aller Beteiligten muß deshalb sein, das Ich des Sterbenden – gleichgültig, ob stark durch Verleugnung oder wirkliche Reifung – nicht unter dem Ansturm der Ängste zusammenbrechen zu lassen und soviel Ich-Kräfte des Sterbenden zu erhalten, daß er die letzte Phase seines Lebens soweit wie möglich noch selbst gestalten kann.

Von einem anderen Ansatz her versucht der Medizinsoziologe J. Siegrist, die tiefgreifenden Veränderungen zu erklären, die auf Menschen in ihrem Sterben zukommen. Er weist auf die große Verunsicherung des Kranken hin, wenn bisher selbstverständliche, oft sogar unbewußte kognitive Habitualisierungsvorgänge (Denkschemata) ihre Gültigkeit verlieren.[3] Durch sie wird einmal die Konstanz der Erfahrung und der Weltstruktur angenommen, zum zweiten die Möglichkeit, in der Welt zu handeln und durch Handeln immer wieder zu erreichen, was ich einmal erreicht habe.

Diese wesentlichen Denkschemata oder Einstellungen haben allerdings zwei Voraussetzungen: die Intaktheit des eigenen Lebens, dessen Funktionieren als fraglos gegeben vorausgesetzt wird, und die Teilhabe an einer Welt, in der eigene Handlungen andere Menschen beeinflussen und diese Beeinflussung wiederum zurückwirkt, wie das in der Alltagswelt dauernd geschieht. Das bedeutet: Die sozialen Beziehungen und Befindensweisen beruhen auf einer Reihe vorbewußter kognitiver Konstruktionen, die aber für den schwerkranken Patienten nicht mehr gegeben sind. Er wird zunehmend von der Teilhabe an der Alltagswelt ausgeschlossen, und auch die Selbstverständlichkeit, mit der der Mensch Zukunft voraussetzt (»bis nächste Woche« als Abschiedsgruß), besteht für ihn nicht mehr. J. Siegrist spricht von einer kognitiv desorganisierten Person. Daß tiefgreifende innere Spannungen und oft heftige affektive Reaktionen auf diese Verunsicherungen folgen, ist nur zu verständlich.

Isoliertes Sterben im Krankenhaus

Wir sehen uns heute mit einer Entwicklung innerhalb der Medizin konfrontiert, die bereits Anfang des 19. Jahrhunderts ihren Ausgangspunkt nahm und mit deren Folgewirkungen wir uns zunehmend auseinanderzusetzen haben. Das Krankenhaus ist mehr denn je ausgerichtet auf die Wiederherstellung von Gesundheit. Den Bedürfnissen von Sterbenden und deren Angehörigen fühlt es sich entsprechend kaum verpflichtet.

Auch heute sehen wir in der vertrauten Umgebung zu Hause den geeigneten Ort des Sterbens. Die meisten Menschen haben den Wunsch, hier zu sterben. Realistischerweise wird man aber zugestehen müssen, daß Sterbende häufig einer so intensiven Pflege und auch einer so aufwendigen fachgerechten Behandlung bedürfen, daß eine Verlegung in ein Krankenhaus unausweichlich wird. Ehrlicherweise müssen wir uns aber heute wieder nach den Prioritäten fragen lassen: ob wir nicht des »Guten« zu viel tun, wenn wir eine optimale medizinische Versorgung an die erste Stelle der Rangskala für Schwerkranke und Sterbende setzen. Das ist das eine Problem. Oft genug sind es aber auch die Angehörigen selbst, die aus lauter Sorge, es könnte nicht alles für den Patienten getan werden, den Verbleib im Krankenhaus wünschen. Nicht selten sind es aber auch eigene Ängste, nicht mit den Problemen fertig zu werden. Dann stimmen Angehörige erleichtert dem Verbleib im Krankenhaus zu und nehmen dafür die Isolierung der Sterbenden in der Klinik in Kauf: die Isolierung von den Mitpatienten, wenn jemand zu einem Sterbenden erklärt wird, aber nicht weniger die Isolierung von der vertrauten Umgebung, von dem selbstverständlichen Umgang mit den nahestehenden Menschen. Neben der Angst vor Schmerzen dürfte dies für Sterbende das Schlimmste sein: die Angst vor Einsamkeit und Isolierung.[4] Der Patient ist aber gerade jetzt darauf angewiesen, Gemeinschaft zu erfahren, um dem Sterben und der drohenden Auflösung etwas entgegensetzen zu können. Vielleicht ist dies eine der schwierigsten

Herausforderungen im Sterben: von der tragenden Nähe der Menschen, die ihn begleiten, Abschied zu nehmen und einen Weg zu gehen, auf dem ihn letztlich niemand mehr begleiten kann.

Dieser Zusammenhang ist allerdings nicht der einzige Grund für eine mangelhafte Sterbebegleitung. Ein psychologischer Gesichtspunkt spielt sicher eine ebenso große Rolle: Hoher emotionaler Streß entsteht für alle Beteiligten dadurch, daß jedes Sterben und jeder Sterbende eine Kränkung gegenüber dem eigenen Anspruch darstellen, zu helfen beziehungsweise das Leiden zu heilen. Das Sterben eines Menschen konfrontiert alle Beteiligten mit der Vergeblichkeit ihrer Bemühungen. Wenn diese Ohnmachtserfahrungen nicht angenommen und bewältigt werden, ist die Gefahr zum inneren Rückzug sehr wahrscheinlich.

So besteht leicht die Gefahr einer »Manipulierung« aus Absicherungszwecken – mit welchen Mitteln auch immer. Dies ist der Punkt, an dem die gesamte Sterbebegleitung am meisten krankt: daß viele Bezugspersonen des Sterbenden *sich aus Angst absichern oder ganz zurückziehen.* Gerade aber in der vielleicht größten Krise des Sterbens, wo nicht nur die äußere, sondern auch die innere Existenz sich aufzulösen und zusammenzubrechen droht, ist um so mehr die Nähe aus tragfähigen, menschlichen Beziehungen vonnöten. Ein Sterben, zu dem man reif wird, ist abhängig von der Anwesenheit anderer; denn es ist die Erfahrung der absoluten Verlassenheit, die alles Sterben zu dem furchtbaren Vorgang macht, schreibt der Schweizer Theologe R. Leuenberger. »Wir vermögen dagegen nichts zu tun außer dem einen, daß wir im Leben einander die Liebe bezeugen, die den anderen begleitet bis an den Rand des Dunkels heran.«[5]

Diese Liebe zu ermöglichen und weiterzugeben, erfahrbar werden zu lassen in der Begegnung – darin liegt letztlich der Auftrag im Kontakt mit Sterbenden. Aber diese Verheißung kann nur zu einer Hoffnung werden, wenn die Nähe von Menschen spürbar und erlebbar wird. Dann ist sie nicht eine banale

Vertröstung, sondern Trost, der leben hilft. Die Liebe zu leben im Angesicht des Todes, das ist ein großes Wort, das sich in der noch größeren Banalität des alltäglichen Umgangs bewähren muß. Konkret heißt das zum Beispiel hingehen und Kontakt halten. Wie groß ist oft die Schwellenangst! Was erwartet uns, welche Gerüche, welcher Blick, welche Hoffnungslosigkeit? Was soll man sagen? ... Und dann lassen wir es oft lieber bleiben. Der andere bleibt allein und die Angst der Sieger.

Das Sterben im Erleben einzelner Menschen

Nach einem kurzen Überblick über innere und äußere Erschütterungen, denen Sterbende ausgesetzt sind, sollen sie nun selbst mit ihrem Erleben und ihren Erfahrungen zu Wort kommen.

»Du hast mein Leben zerstört« –
Beziehungsklärung und Lebensbilanz

An einem Sonntagvormittag besuchte ich – eher zufällig – eine Patientin auf der onkologischen Station der Frauenklinik. Sie war Ende 40, schwarzhaarig, ihr Gesicht schon ziemlich ausgezehrt. Als erstes fielen mir ihre unruhigen, weitaufgerissenen dunklen Augen auf. Es war, als wenn sie mich »festhielten«; in ihrem Blick lag etwas Drängendes. »Ich werde von Tag zu Tag schwächer«, begann sie, nachdem ich mich vorgestellt hatte. Auch in ihren Worten lag etwas Gehetztes. »Ich spüre, daß es mir immer schlechter geht.« Nur kurz erzählte sie ihre Krankengeschichte, dafür viel ausführlicher ihre Lebensgeschichte.

Seit Jahren führte sie ein Hotel garni und war dabei ganz auf sich gestellt. Sie übernahm das Haus und brachte es hoch – aber sie fühlte sich damit völlig allein gelassen. Ihr Mann n a h m nur von ihr und kümmerte sich ansonsten sehr um seinen Alkohol.

Das alles versuchte sie mit »Fassung« zu tragen. – Auch nach
der ersten Operation rappelte sie sich schnell wieder hoch,
aber sie bekam weder Hilfe von ihrem Mann, noch fand sie
Halt an ihm. »Wenn ich ihn gebeten habe, mir mal zu helfen,
hat er immer gesagt: ›Ist das mein oder dein Hotel?‹« Es
hörte sich so an, als ob er sie regelrecht ausgenommen hätte,
ein Parasit, der sich an sie gehängt hatte und den abzuschüt-
teln sie nicht in der Lage gewesen war. »Nie hat er sich um
mich gekümmert, nie hat er sich etwas aus mir gemacht«,
sagte sie verbittert.

Ich spüre dieser Frau ihre tiefe Verletzung an, die sie über
Jahre hinweg getragen hat und die im Verlauf ihrer Krankheit
immer schmerzlicher wurde. »Und jetzt, in den letzten drei
Wochen, wo es mir immer schlechter geht, wo deutlich wird,
daß ich nicht wieder gesund werde, da kümmert er sich plötzlich um mich, jetzt kommt er dauernd hierher, um mich zu
besuchen, und er ist sogar freundlich zu mir. Aber jetzt kann
ich die Freundlichkeit und seine Zuwendung nicht annehmen. Es ist, als würde ich erstarren in seiner Gegenwart.«

So, wie sie es sagt, klingt es fast wie ein Vorwurf an sich
selbst, als müsse sie doch fähig und imstande sein, das alles
zu vergessen und zu vergeben und sich wenigstens jetzt, am
Ende ihres Lebens, darüber freuen, daß sie noch ein bißchen
von dem bekommt, was sie sich immer gewünscht hatte – als
müsse sie wenigstens jetzt »Frieden« schließen mit ihm, damit sie selbst in Frieden sterben kann. Es sieht so aus, als
strafe sie sich selbst für ihr Unvermögen, ihm zu verzeihen.

Aus diesem Grund habe ich versucht, sie noch einmal in
die Situation seiner Gegenwart zurückzuführen. Ich habe sie
gebeten, sich ihren Mann vorzustellen, seine Gestalt und sein
Gesicht zu sich heranzuholen und einmal nicht zu erstarren,
das heißt sich nicht zu distanzieren und zuzumachen, sondern
im Kontakt zu seiner Gestalt und diesem Gesicht, zu dieser
Person und zu den Gefühlen, die sie damit verbindet, zu bleiben. Ich habe sie gebeten: »Wenn es geht, versuchen Sie jetzt
einmal, ihm das zu sagen, was Sie nie zu sagen wagten, das,

was Sie immer zurückgehalten haben, aber eigentlich ihm gegenüber immer herausbringen wollten.«

Sie bleibt in der Tat im Kontakt – ihr Atem wird heftiger, und dann bricht es wie ein Sturzbach aus ihr heraus: »Du hast mich zerstört, du hast mich um mein Leben betrogen!« Nur diese beiden Sätze sind es, die sie öfter hervorstößt. Immer wieder: »Du hast mich zerstört.« Nach diesem Schrei aus Wut und Verzweiflung bricht sie in ein herzzerreißendes Weinen aus, das Schluchzen kommt aus den tiefsten Tiefen ihrer Seele. Es ist, als würde mit dem Sturzbach an Tränen auch ihre ganze innere Verletztheit und ihre tiefe Verbitterung heraufgespült. Ich sitze nur da, den Arm um ihre Schulter gelegt, derweil sie aufrecht im Bett sitzt und gar nicht mehr aufhören kann zu weinen. Nachdem der Tränenstrom einigermaßen versiegt ist, sieht sie mich an und sagt: »Ich fühle mich jetzt sehr erleichtert, ich glaube, das mußte einfach heraus. Danke, daß Sie es mit ausgehalten haben.« Wir haben uns eine Zeit angeschaut, ruhig und gelassen. Aber dieser Weg kam mir doch regelrecht atemberaubend vor: Wie groß mußte der innere Druck gewesen sein, daß sie mir, einem fremden Menschen, dem sie vorher nie begegnet war, ihre ganze Lebensgeschichte, oder sollte man besser sagen: ihre ganze Leidensgeschichte, ihr Lebensdrama, offenbarte! Wie groß mußte bei ihr das Bedürfnis sein, sich von diesem Druck und dieser großen Last zu befreien, daß sie so schnell auf meinen Vorschlag eingehen konnte!

Auf meine Frage: »Was meinen Sie, werden Sie Ihrem Mann etwas davon erzählen . . ., es geht ihn ja doch sehr an«, sagte sie: »Ich weiß nicht, ob das geht. Wir haben nie über persönliche Dinge gesprochen, und ich weiß nicht, ob ich die Kraft dazu jetzt noch habe. Aber vielleicht wird es mir helfen, mich meinem Mann wenigstens wieder ein bißchen anzunähern.« Als ich nach einigen Tagen wieder auf die Station kam, war sie verlegt. Ich habe sie nicht mehr wiedergesehen.

In den wenigsten Fällen wird es möglich sein, im Sterben das ganze Leben oder wesentliche Teile davon noch einmal umzukehren, dem Leben eine andere Richtung zu geben. Es ist eher so, daß sich im Sterben das Leben spiegelt, wie unter einem Brennglas gebündelt. Nach meiner Erfahrung neigt jeder Mensch dazu, so zu sterben, wie er gelebt hat, besonders so, wie er früher, in Zeiten von Bedrohung, Streß, Versagen, Herausforderung, Schock und Verlust, reagiert hat. Oft wird im Rückblick das eigene Leben überschaubar und ausdrückbar in einem einzigen Bild oder einem vorherrschenden Gefühl: Das war es – so war es! Die vielen einzelnen Begebenheiten, Teile, Aktivitäten bündeln sich zu einer einzigen Gestalt – auch der unerledigte Teil, die schmerzvolle, die unerfüllte Form wird deutlich, und dann ist es oft schwer, eine Aussöhnung mit der Wahrheit des eigenen Lebens zu ermöglichen.

Dieses Beispiel ist meines Erachtens so anschaulich, weil es zeigt, wie wenig Sterben nur ein körperlicher Prozeß ist. Die seelische, die emotionale Seite ist in jedem Fall mitbetroffen, das Erleben des körperlichen Verfalls wirkt sich auf alle anderen Lebens- und Persönlichkeitsanteile aus. Deshalb werden im Prozeß des Sterbens so oft die »unerledigten Geschäfte« ausgemacht und innerlich angemahnt. Auch im vorliegenden Fall wurden die nicht entwickelten Bereiche der Persönlichkeit sichtbar: die Fähigkeit zur direkten Auseinandersetzung, die Fähigkeit, sich vor den dauernden Verletzungen des Mannes zu schützen, der Mut, ein ausgeglichenes Verhältnis von Geben und Nehmen in der Partnerbeziehung einzufordern und – im Extremfall – die Fähigkeit, um des Selbstschutzes willen sich zu distanzieren oder gar zu trennen.

Wenn wir nach den Zielen der thanatologischen Arbeit fragen, dann wird es darum gehen, dem Patienten einen Tod zu ermöglichen, der ihm so weit wie möglich entspricht. Da es aber den Tod nicht gibt, wie es auch den Menschen oder den Patienten nicht gibt, so gibt es auch den guten oder den angemessenen Tod nicht. E. S. Shneidman, ein amerikanischer Sterbeforscher, nennt als Ziel einen Tod, der mit eigenen Bedürfnissen in Übereinstimmung steht und diesem Menschen angemessen ist, so daß man ihn als sinnvoll empfindet. Bei einem guten Tod werden die eigenen Bedürfnisse erfüllt unter Einbeziehung der Wünsche und Bedürfnisse der Menschen, die man liebt, und seiner sozialen Umwelt.

Auch in dem vorgestellten Fall konnte es nicht darum gehen, das ganze Leben noch einmal im Sinne einer Psychotherapie aufzuarbeiten. Aber wenigstens dies war noch möglich gewesen: daß die Frau noch einmal das aussprach, was für sie das Leben hindurch unaussprechlich gewesen und geblieben war: »Du hast mich zerstört.« So schmerzhaft die Konfrontation mit diesem Teil ihres Lebens auch war, so unausweichlich war sie offenbar – und gleichzeitig auch entlastend. Sie konnte im Sterben noch eine neue Erfahrung machen mit sich, und damit konnte ihr Sterben wenigstens in einem Teilbereich noch einmal ein bewußt gelebtes Stück Leben werden.

»Ich habe immer diesen ausgezehrten Körper vor Augen« –
Von der Angst, die blind macht und lähmt

Frau A. ist das, was man eine unproblematische Patientin nennen würde. Sie macht mit ihren 63 Jahren einen recht frischen Eindruck. Die Schwestern schildern sie als resolut. Sie kommt aus einer offenbar intakten Familie, die ihr auch während der Zeit des Krankenhausaufenthaltes sehr den Rücken stärkt. Nach einiger Zeit der Voruntersuchungen wird sie operiert. Ein umfangreicher Befund von Brustkrebs macht eine Ablatio notwendig. Intraoperativ stellt sich auch ein Befall der Lymphgefäße heraus, so daß man ihr auch die Notwendigkeit einer nachfolgenden zytostatischen Behandlung (Chemotherapie) eröffnet.

Als ich sie drei Tage nach der Operation auf der Normalstation wiedertreffe, macht sie einen ausgesprochen unruhigen Eindruck. Ihre Augen sind weit, fast angstvoll aufgerissen. Sie erzählt mir, daß sie mit einem solchen Befund überhaupt nicht gerechnet habe. Eine Bestrahlung hätte sie noch gerade hingenommen, aber die Chemotherapie mache ihr große Angst.

Eine gute Woche später treffe ich Frau A. bei einem Besuch

völlig verzweifelt an. Man hat bereits mehrmals versucht, mit der Therapie zu beginnen, aber es war jedesmal vergeblich, weil sie derart heftig mit Erbrechen reagiert hatte, daß die Behandlung abgebrochen werden mußte. Sie wirkt sehr unruhig. Während sie erzählt, liegt sie unbeweglich da, lediglich der Kopf wandert manchmal hin und her, aber auch diesmal fallen mir ihre weit aufgerissenen Augen auf. Schon nach wenigen Worten kommt sie selbst auf ihren Zustand zu sprechen. Sie erzählt, daß der Arzt auf der Intensivstation ihr erklärt hat, die zytostatische Therapie sei für sie lebenswichtig. »Die muß offenbar sein, damit ich wieder gesund werde. Es fällt mir sehr schwer, mich dieser Prozedur zu unterziehen, aber wenn es denn sein muß . . .« Nach einer kurzen Pause erzählte sie dann bis ins kleinste, wie *die* mehrere Male versucht hätten, ihr die Infusion anzuhängen, wie es sie aber oft schon beim Vortropf geschüttelt habe. »Ich weiß, daß es sein muß, aber was soll ich denn machen, wenn es einfach nicht geht?« Sie erzählt das so, als empfinde sie dieses Hin und Her als Mißerfolg. »Ich weiß doch, daß ich das Zeug brauche, und andererseits wehrt sich in mir alles dagegen.« An dieser Stelle suche ich anzuschließen und frage sie: »Wogegen wehrt sich denn alles in Ihnen?« Sie läßt sich lange Zeit mit ihrer Antwort. Sie liegt fast unbeweglich da und schaut mit starrem Blick zur Decke. Als sie mir den Blick wieder zuwendet, beginnt sie zu erzählen: »Ich habe eine Freundin, die ich schon lange Jahre kenne, schon von meiner Schulzeit her. Und die wiederum hat eine Bekannte, mit der auch ich manchmal zusammengekommen bin. Sie hatte Krebs, ähnlich wie ich. Und die Chemotherapie hat sie kaputtgemacht! Es war ganz schlimm anzusehen, sie wurde immer weniger, bis sie dann schließlich gestorben ist.« – »Und Sie haben das Gefühl, die Chemotherapie hat sie zugrunde gerichtet?« – »Ja, ich glaube, es hatte etwas damit zu tun. Sie war immer eine vitale Frau, und hinterher war sie nur noch ein Häufchen Elend. Immer weniger wurde es, mit jedem Mal.« – »Und jetzt haben Sie Sorge, daß es mit Ihnen ähnlich gehen könnte?« – »Ja, wenn ich ehrlich bin, dann ist das so. Ich habe immer diesen ausgezehrten Körper vor Augen. Ich kann dieses Schrekkensbild gar nicht wieder loswerden.« – Nach einer Weile des Schweigens frage ich vorsichtig: »Sie sind jetzt mit irgend etwas sehr beschäftigt?!« Fast erschrocken wendet sie mir den Kopf und den Blick wieder zu und macht den Eindruck, als käme sie von weit her. »Ja, ich war mit meinen Gedanken gerade zu Hause.« – »Wenn Sie wollen, bleiben Sie ruhig noch einen Augenblick dabei. Ich hatte den Eindruck, daß Sie etwas Konkretes ›vor Augen‹ haben?« – »Ja, das stimmt. Ich sehe mich zu Hause im Wohnzimmer auf der Couch liegen. Ich bin schwach und hinfällig, nur noch ein Häufchen Elend.« An dieser Stelle schaut sie mich wieder sehr direkt und durchdringend an, als wenn sie sagen wollte: »Ja, so ist das, jetzt ist es endlich heraus. Das ist das, was mir so zu schaffen macht.«

Ich kann sie jetzt sehr viel besser verstehen, sie – und ihren inneren Widerstand gegen die Chemotherapie. »Es ist so, als wenn Sie in dem Weg der Bekannten Ihren eigenen Weg vorgezeichnet sehen und ihn schon ein Stück in Ihrer Phantasie gegangen sind, und daß Sie sich gegen einen solchen Weg wehren, auf den Sie die Chemotherapie bringen könnte. Ich habe den Eindruck, daß Sie in einer richtigen Zwickmühle sind: Auf der einen Seite wissen Sie mit dem Verstand, daß Sie die Chemotherapie brauchen, auf der anderen Seite haben Sie das ganz tiefe Gefühl, daß diese Behandlung Sie auf den Tod bringen kann, so wie Sie es bei Ihrer Bekannten miterlebt haben. Und nun fühlen Sie sich buchstäblich in der Sackgasse und wissen nicht, wie es weitergehen soll.« Sie sagt nichts, nickt nur heftig und atmet hörbar, wie erleichtert aus, als wenn sie sagen wollte: Endlich ist es heraus.

Als ich ihr beim Abschied die Hand gebe, sagt sie: »Vielleicht habe ich mir doch zu viele Gedanken gemacht!« Sie bedankt sich sehr für das Gespräch und meint, ich solle doch auf jeden Fall wiederkommen.

Die Gastroskopie am nächsten Tag ergab keinen Befund. Daraufhin schickte man Frau A. für einige Tage nach Hause. Als ich sie knapp eine Woche später wieder auf der Station be-

suche, strahlt sie mich triumphierend an. Neben ihrem Bett
steht der Infusionsständer, und sie hebt ihren Arm, an dem die
Infusion angeschlossen ist, wie zu einer Siegerpose, um mir zu
demonstrieren: Jetzt habe ich es geschafft! Die Infusion läuft,
ohne daß sie erbrechen muß.

Es ist, als sei Frau A. von einem Fluch oder einem »bösen
Bann« befreit. Es war einfach zum »Kotzen«, auch wenn der
Verstand sagte: Das ist alles zu deinem Besten. Chemotherapie
bedeutete für sie: auf den Tod kommen. Und das mobilisierte
ihren ganzen inneren Widerstand, dagegen wehrte sie sich mit
aller Kraft. Erst als sie langsam die inneren Verbindungslinien
durchschauen konnte, als sie verstehen konnte, wie sehr die
Angst den Blick verstellte für ihre eigene Situation, wie sehr die
schon fast wahnhafte Angst an die Stelle einer realistischen
Einschätzung *ihrer* Lage getreten war, als sie all das begriffen
hatte, da konnte der Durchbruch gelingen, konnten Hoffnungen und Befürchtungen wieder den ihnen angemessenen Platz
einnehmen.

Es war wichtig, daß Frau A. »begreifen« konnte, daß dies
ihre Krankheit ist und daß deren Entwicklung nicht notwendigerweise genauso verlaufen muß wie bei ihrer Bekannten. Auch
wenn der Erfolg dieser Behandlung sehr unsicher war, schien
es doch wichtig, daß Frau A. aus jener falschen Identifizierung
herauskam, damit die Lebensmöglichkeiten, die ihr noch blieben, nicht durch Angst verstellt wurden.

»Einmal möchte ich noch nach Rom« –
Die schmerzliche Erkenntnis des ungelebten Lebens

Frau S. kenne ich schon seit geraumer Zeit. In mehr oder weniger regelmäßigen Abständen habe ich sie in der Klinik besucht.
Sie ist 74 Jahre alt und leidet seit vier Jahren an einem besonders seltenen Hautkrebs.

Diesmal hat Frau S. die Schwestern gebeten, mich anzurufen. Im Stationszimmer erfahre ich, daß sich ihr Zustand zuse-

hends verschlechtert hat. Die vierte Chemotherapie hat sie zurückgeworfen. Ihr Gesamtzustand ist als ziemlich desolat zu bezeichnen. Ich bin auf eine eher traurige oder vielleicht sogar deprimierte Patientin eingestellt, aber das ist ganz und gar nicht der Fall. Als ich das Zimmer betrete, liegt Frau S. ruhig im Bett und schaut mir mit einem klaren Blick entgegen. Als ich ihr allerdings die Hand gebe, laufen ihr dicke Tränen über die Bakken: »Ich bin nun schon fünf Monate hier – und irgendwie kriegen sie es gar nicht so richtig hin. Vorige Woche habe ich zum vierten Mal die Chemotherapie bekommen, aber die war so schlimm wie nie zuvor. Ich bin ja nun wirklich nicht zimperlich, aber das war kaum noch zum Aushalten – diese Schmerzen und diese Übelkeit. Die Beine taten mir so weh und besonders die Füße an den Knöcheln. Jetzt wollen sie mit einer stärkeren Bestrahlung versuchen, weiterzukommen. Ich weiß nicht, sie machen ja alles, aber irgendwie geht's doch nicht so recht weiter. Die vielen Ärzte versuchen immer etwas anderes, aber es geht nicht so recht voran.«

Ich wage die Äußerung: »Ist das nicht auf die Dauer enttäuschend, daß das alles nicht so richtig weiterhilft und die Ärzte ratlos davorstehen?« – »Ach nein, das kann ich nicht sagen. Die tun, was sie können, da muß ich eben doch noch etwas Geduld haben. Ich glaube sicher, daß ich noch ein halbes Jahr hierbleiben muß. Es sieht ja noch nicht gut aus.« Dabei schlägt sie die Bettdecke zurück und zeigt mir ihre Beine, die über und über mit braunen Flecken bedeckt sind – sie läßt mich sozusagen ihre »unansehnliche Seite« sehen. Dann schlägt sie entschieden die Decke wieder zurück. »Nur langweilig ist es hier auf die Dauer.« – Ich komme gar nicht so schnell mit. Aber offenbar ist Frau S. schon wieder weiter, schon ein Stück darüber hinweg, entweder, weil sie es schon so oft angeschaut hat, oder weil sie es nicht weiter an sich herankommen lassen kann oder will.

Ich bin ein wenig ratlos, weil ich nicht ganz verstanden habe, warum sie an dieser Stelle nicht weiter »einsteigt«. »Die Zeit wird hier so fürchterlich lang. Man kann so gar nicht recht was tun.« Sie schaut zu dem Strickzeug herüber. »Bisher habe ich noch oft gestrickt und mich auf diese Weise beschäftigt. Aber irgendwie mag ich das im Moment nicht mehr.« – »Das ist das Schlimmste für Sie, so untätig sein zu müssen?« – »Ja, so untätig herumzuliegen für so lange Zeit, das kann ich gar nicht gut.«

Sie wird nachdenklich und nickt versonnen mit dem Kopf. »Ja, ich glaube, das ist für mich das Schwerste. Ich habe doch immer nur geschafft – sogar mit 70 war ich noch beschäftigt und konnte alles gut bewältigen. Genau 31 Jahre habe ich einen Haushalt versorgt. Da ging nichts ohne mich, nicht einmal eine Suppe haben sie hingekriegt. Und nicht einmal eine Putzfrau haben wir gehabt, bis zuletzt nicht. Das habe ich alles selber gemacht.« – »Haben Sie auch nie Urlaub gemacht?« – »Urlaub, den habe ich in all den Jahren nie gehabt. Ich bin wohl immer mit der Familie mitgefahren. Die wären doch ohne mich überhaupt nicht fertig geworden.« – »Da sind Sie richtig ein bißchen stolz darauf? – Und ich denke, das ist schon ein Geschenk, wenn man so lange so rege sein kann.« – Irgendwie reagiert sie nicht mehr darauf. Ihr Blick geht weit weg; sie liegt äußerlich ruhig da, aber an ihrem Atem spüre ich, daß sie innerlich sehr beschäftigt und erregt ist. Dann sagt sie: »Ich habe mir nie etwas gegönnt, ich habe immer nur geschafft und gearbeitet. Aber dieses Jahr wollte ich mit meiner Schwester nach Rom fahren – und nun liege ich schon seit fünf Monaten im Krankenhaus!«

Jetzt erst verstehe ich sie richtig. Jetzt weiß ich, warum sie die Ratlosigkeit der Ärzte beiseite schiebt, warum sie die deutliche Verschlechterung ihres Zustandes nicht recht wahrnehmen kann, wieso sie die Botschaft des Arztes ganz anders wiedergibt, als ich sie von den Schwestern gehört habe. Jetzt verstehe ich, daß sie eigentlich diese Reise noch brauchte, daß sie wenigstens einmal in ihrem Leben etwas für sich persönlich brauchte, einmal das tun, was in ihrem Leben nie Platz hatte und nie stattgefunden hat: einmal einfach an sich selber denken!

Als ich mich verabschiede, schaut sie mir noch einmal deutlich in die Augen, hält einen Augenblick meine Hand fest und sagt dann: »Bitte, kommen Sie wieder.« Ich verspreche ihr das, denn sie ist sicher noch nicht fertig. Sie hat sich mutig herangetastet, hat sich gestellt, hat ihr Leben angeschaut, aber sie ist noch nicht soweit, daß sie ausgesöhnt wäre mit dem, was ihr das Leben schuldig geblieben ist. Es bleibt sicher noch eine Menge »Trauerarbeit« zu erledigen. Für diesmal lasse ich sie ernst und nachdenklich zurück.

Diese Frau hat in diesen langen Jahren aus ihrer Rolle für die Familie sicher für sich selber eine Menge profitiert. Sie hat erlebt, daß sie gebraucht wurde, daß ohne sie nichts lief, daß diese »bedeutenden« Leute nicht ohne sie auskamen. Das war ein Stück ihrer Identität, für diesen Haushalt verantwortlich zu sein – und das auch noch über die Grenze ihres Ruhestandes hinaus. Und dann muß sie doch erleben, daß sie in dem Augenblick unwichtig wird, wo ihre Kräfte durch die Krankheit reduziert sind. Ich hatte sie schon mehrmals vorher besucht, aber so dicht und tief war bisher keines unserer Gespräche gewesen. Vielleicht spürte sie jetzt in der Tiefe ihre Todesbedrohung und daß sie nicht mehr viel Zeit hatte. Nun wich sie nicht mehr aus, sie stellte sich den Defiziten ihres Lebens. – Frau S. war noch mehr als ein halbes Jahr in der Klinik, und nach einem weiteren halben Jahr Aufenthalt in einem Krankenhaus nahe dem Wohnort ihrer Nichte starb sie. Ihren Traum, einmal noch nach Rom zu kommen, konnte sie sich nicht mehr erfüllen.

Bei Frau S. zeigt sich deutlich, daß der Mensch mehr ist als die Fassade des Alltäglichen, die er zeigt. In der Tiefe verborgen liegt in ihm ein Bedürfnis, zu wachsen und zu reifen, der oder die zu werden, die wir von unserem Wesen her eigentlich sein sollen. Welche Möglichkeiten dazu auch noch im Sterben bestehen, manchmal sogar gerade dann, zeigt dieses Beispiel. Sterben, wenn es gelingt, heißt: das Leben vollenden. »Jeder lebendige Organismus erweist seine Lebendigkeit darin, daß, wo und wie auch immer seine lebendige Ganzheit gestört ist, Prozesse einsetzen, die darauf zielen, die wesensmäßige Ganzheit wiederherzustellen.«[6] Dies gilt zweifellos nicht nur für den somatischen, sondern auch für den seelischen Bereich. Immer wieder ist bei Patienten das Bedürfnis zu beobachten, das Leben »abzurunden«, damit der Lebenskreis sich schließen kann.

»Das kann doch nicht wahr sein« –
Dem Unausweichlichen ins Auge sehen

Vor fünf Jahren mußte Frau M. eine Brustamputation vornehmen lassen. Zwischenzeitlich ging es ihr recht gut; auch eine Chemotherapie hat sie relativ gut überstanden. Sie ging davon aus, daß sie es geschafft hatte, wie sie sagte, daß sie über den Berg war. Etwas eher als vereinbart kam sie zum Nachsorgetermin, weil sie starke Atembeschwerden verspürte, die sie mit einer Grippe in Zusammenhang brachte. Montags war sie gekommen, und man behielt sie gleich da. Dienstags wurde ihr mitgeteilt, daß die Lunge so sehr von Metastasen befallen und in Mitleidenschaft gezogen sei, daß man ihr nicht mehr helfen könne. Daraufhin ließ mich Frau M. am Mittwoch nachmittag durch eine Schwester rufen.

Als ich das Zimmer betrete, beginnt Frau M. heftig zu weinen. Ich sage zunächst nichts, sondern bleibe einfach bei ihr sitzen, bis sie sich ein bißchen beruhigt hat und erzählen kann, was passiert ist. Sie empfindet alles wie einen Schock: »Das kann doch nicht wahr sein.« Die Nachricht kam zu plötzlich und zu überraschend. Sie weiß noch gar nicht, wie sie sich darauf einstellen soll. Sie empfindet ihre Situation als ungerecht, als Zumutung: Sie hat doch ein ganz normales Leben geführt, sie hat sich nichts zuschulden kommen lassen! Ich ermutige sie, das alles ruhig auszusprechen, auch gegen Gott zu äußern, was sie als ungerecht empfindet, was sie einfach nicht verstehen kann. Dann wechselt sie von ihrem aggressiven Impuls zu einem sehr schuldhaften Gefühl: »Wie werde ich oben wohl ankommen, kann ich vor dem Herrgott bestehen? Wird Gott nicht fragen: ›Was ist mit deinen beiden Söhnen?‹« – »Und was werden Sie dann antworten?« – »Ich habe es so gut gemacht, wie ich konnte. Ich habe ihnen das mitgegeben, was meine Überzeugung ist, aber seit zwei Jahren gehen die beiden nicht mehr regelmäßig mit in die Kirche, der ältere ist 23, der zweite 21 Jahre alt.«

Ich kann sie ein wenig entlasten mit dem Hinweis, daß die Kinder ein Recht auf eigenes Leben haben und daß die Ablösung von den Eltern oft auch über dieses Thema abgehandelt wird. – Dies war eine Phase fast gelöster Unterhaltung, in deren Verlauf sie viel erzählte von ihrer Kindheit, ihren Mühen mit der Kindererziehung ... Als dieser Teil durch eine Pause beendet wird, sage ich meinen Eindruck: »Ich glaube, Sie sind schon dabei, Bilanz zu ziehen.« Sie nickt und beginnt wieder zu weinen. »Ja, so ist es wohl. Aber das schlimmste ist, daß ich meine Lieben verlassen muß. Nach meiner Brustamputation hat mein Mann zu mir gesagt: ›Das ist ja alles nur äußerlich, die Hauptsache ist, wir bleiben zusammen.‹«

Ein weiteres Problem bringt sie zur Sprache: »Es fällt mir ganz schwer, mich meiner Familie so zuzumuten, wo die doch eh schon so viel mitgemacht haben durch meine Erkrankung. Und wenn ich nicht für sie sorgen kann ... Ich habe doch den ganzen Haushalt gemacht und die Buchführung von unserem Geschäft, da versteht mein Mann gar nichts davon. Aber vielleicht ist es doch gut, daß man es mir gesagt hat. Erst habe ich gedacht: Sind die aber hart hier, daß die einem das so vor den Kopf knallen. Aber so kann ich mich wenigstens darauf einstellen und noch einiges regeln, bevor es soweit ist.«

Zum Schluß lenke ich ihre Aufmerksamkeit noch einmal auf die Zukunft und frage sie, wie sie denn denkt, daß es mit ihr weitergeht. »Ich werde bald nach Hause entlassen, für eine Haushaltshilfe wird gesorgt und auch für ein Sauerstoffgerät – wenn die ja doch nichts mehr für mich tun können.« Aber abgeschoben fühlt sie sich trotzdem nicht, denn sie wird regelmäßig zur Nachuntersuchung in die Klinik zurückkehren, und sie kann sich jederzeit melden, wenn etwas nicht in Ordnung ist und sie Hilfe benötigt.

Der Gedanke an zu Hause macht ihr aber auch angst. Sie weiß nicht, wie es weitergehen wird, wie sie und ihr Mann mit dieser neuen Wirklichkeit fertig werden und umgehen. Sie empfindet die Klinik zur Zeit wie einen Schonraum. »Hier sind alle sehr nett und verständnisvoll. Aber wie wird es zu Hause werden? Mein Mann kann nicht so aus sich heraus, er macht vieles mit sich selber ab. Vielleicht will er mich auch schonen.« Und wie wird es mit der Verwandtschaft und den Bekannten gehen? Vor den Reaktionen ihrer Umwelt hat sie viel Angst, ebenso vor einem überfließenden Mitleid ihrer Verwandtschaft. »Ich kann es nicht leiden, wenn die mich bedauern, das hilft mir überhaupt nicht weiter!« – Wir vereinbaren, daß wir über dieses letzte Thema noch einmal sprechen werden, um nach Möglichkeiten zu suchen, wie sie damit umgehen und sich einigermaßen schützen kann.

Ihre Luftnot ist inzwischen beträchtlich geworden, aber sie möchte von mir noch etwas wissen: »Ist das für Sie nicht schwer, so etwas auszuhalten und mitzuerleben – meine Traurigkeit und meine Tränen?« Ich kann ihr versichern, daß es mir nicht schwergefallen ist, ihr nahezusein – buchstäblich und auch im übertragenen Sinn.

Diese Frau war emotional sehr offen, sie hat mir sehr viel von sich mitgeteilt, nicht nur mit Worten, sondern auch indem sie viel von ihrem Schmerz gezeigt hat. Sie hat mich spüren lassen, wie schwer es ihr fällt, dieses Leben loszulassen, das sie geführt hat (»Ich hätte gerne noch 20 Jahre gelebt«). Ich empfand ihre Tränen weniger als Belastung denn als Zeichen großen Vertrauens. Sie hat mich hineingenommen, hat mich erleben lassen, was sie in dieser Lebensphase umtreibt.

Wieder einmal hat sich für mich darin gezeigt, wieviel Leben im Sterben möglich ist, sei es durch den Schmerz und die Trauer, aber auch, wenn jemand dankbar zurückschauen kann auf gute Jahre mit der Familie, mit Freunden. . . . Am Ende dieses Gespräches war ich nicht über die Maßen angestrengt. Aus diesem Kontakt war eine wirkliche Begegnung geworden. Ich habe versucht, für diese gläubige Frau im Gebet noch einmal das zusammenzufasssen, was unser Gespräch ausgemacht hatte, das Unverständnis ebenso wie die Dankbarkeit und die

Hoffnung auf Kraft und Zuwendung. Es liefen ihr dabei dicke Tränen über die Backen, aber es war keine Bitterkeit in ihrem Blick, eher bei allem Schmerz Gewißheit, so etwas wie Dankbarkeit.

Später, bei der Stationsbesprechung, habe ich erfahren, daß Frau M. eigentlich am nächsten Tag schon nach Hause verlegt werden sollte. Auf meine Bitte hin wurde der Termin noch um zwei Tage verschoben, damit sie noch ein wenig Zeit hatte, im Schonraum der Klinik sich selbst mit dieser neuen Situation zu finden, ehe sie dann zum Sterben nach Hause zurückkehrte. Das katastrophale Lungenbild ließ vermuten, daß ihr nur noch kurze Lebenszeit verbleiben würde.

»Sterbenmüssen ist ganz gewiß der totalste ›Angriff‹ auf das ein Leben lang ausgependelte oder starr aufrechterhaltene innere Gleichgewicht des Bewußtseins, . . . , auch der totalste Angriff auf die Wichtigkeit meiner Rolle, die ich gespielt habe. Es trifft mich im Kern meiner Existenz, meiner Zugehörigkeit, meiner Beziehung zu mir, zu anderen, zur Welt – und auch zu Gott.« Diese innere Beschreibung des Sterbeprozesses durch Kurt Lückel, einem evangelischen Pfarrer, trifft auch auf Frau M. in hohem Maße zu – gerade was die neue Rolle betrifft, die sie durch ihre neue Situation einnimmt: sowohl der Familie gegenüber als auch in der Folge davon in der Beziehung zu sich selbst. Es ist immer wieder die tiefe Angst, nichts mehr wert zu sein, ein Niemand zu sein, wenn man die durch die Rolle zugeschriebene und erlebte Bedeutung nicht mehr ausfüllen kann. Insofern war diese Situation für die Patientin sehr schwer auszuhalten. Die »Wahrheit« über ihren körperlichen Zustand mit seinen Auswirkungen in den sozialen und persönlichen Bereich hinein war sowohl eine Herausforderung an ihre kreatürliche Angst als auch ein Angriff auf ihr Selbstwerterleben. Dies ist übrigens in vielen Fällen – bei Frauen weitaus häufiger als bei Männern – ein großes Problem und eine tiefsitzende Angst: den anderen zur Last fallen.

»Das bringt ja sowieso nichts mehr« –
Grausames Sterben in der Blüte der Jahre

Matthias* ist jetzt 22 Jahre alt. Vor genau einem Jahr wurde er das erste Mal in die Klinik eingeliefert. Zwei Wochen vorher hatte er seinen Wehrdienst begonnen, aber schon einige Tage später klagte er über heftige Schmerzen in den hinteren Fußballen. Er konnte kaum gehen und auch nur mit Schmerzen stehen. Nachdem man in einem Bundeswehrkrankenhaus sehr schnell erkannt hatte, um was es ging, wurde er in eine Klinik überwiesen, und der Verdacht auf Leukämie bestätigte sich. Tagelang war M. völlig außer sich: mal aggressiv, mal völlig depressiv und wortkarg – zurückgezogen. Eine erste Chemotherapie schlug nicht an, und auch einer zweiten war ein völliger Mißerfolg beschieden. Man versuchte ein anderes Schema – aber alles war umsonst.

Matthias war von Oktober bis Mai in der Klinik und mußte viele Behandlungen über sich ergehen lassen; aber so richtig angeschlagen hat keine. Trotzdem gab es im April dann noch eine erstaunliche Besserung seines Gesundheitszustandes. M. fühlte sich besser und sollte dann im Mai sogar die Klinik verlassen. Mehrere Wochen hatte er eine erstaunlich gute Zeit. Den Sommer über konnte er sich seinem Haupthobby, den Pferden, widmen. Er half in einem Reitstall aus und war von morgens bis abends dort zu finden. Dann, von einem Tag zum anderen, ging es ihm schlechter, er fühlte sich schlapp und ausgepumpt, aber er fuhr noch selber zur Klinik, wo man ihn gleich dabehielt, weil die Leukozytenzahl auf 470 000 gestiegen war (normal sind es bei einem Erwachsenen 4300 – 10 000). Aber auch die nächste – siebte – Therapie schlug fehl. M. klagte über verstärkte Schmerzen im Bauchraum, er fühlte sich matt und zerschlagen.

Als ich ihn besuchte, klagte er über heftige Schmerzen, warf sich auf seinem Bett hin und her, und auch das Sprechen fiel

---

* Name geändert

ihm schon ziemlich schwer. Am nächsten Morgen ging es ihm wieder deutlich besser, die Schmerzen waren zurückgegangen, er lebte wieder auf. Aber gleichzeitig spürte er wohl, um was es ging. Als eine Schwester seine Beine wusch, sagte er: »Ach, eigentlich brauchst du das gar nicht mehr zu machen, es lohnt sich sowieso nicht mehr!« Zwei Tage vorher hatte er bereits zu derselben Schwester geäußert: »Ach, du kannst die Spritze auch lassen, das bringt's ja doch nicht mehr.« Offenbar hatte er deutlich gespürt, wie stark die Bedrohung durch die Krankheit war. Seine Mutter allerdings hatte mir gegenüber mehrmals beteuert, daß er nicht wisse, wie krank er sei.

Samstagnacht um 0.30 Uhr werde ich gerufen. Seine Mutter, den Pfleger und den diensthabenden Arzt finde ich im Behandlungszentrum vor. Beide bemühen sich um die Frau, die Schweißausbrüche hat und einen Blutdruck von 220. Irgendwie kann sie es noch gar nicht richtig fassen. Nachdem es ihr wieder besser geht, erzählt sie mir bis in die Einzelheiten vom Beginn der Krankheit bis jetzt.

Nach einer Stunde – sie war inzwischen ruhiger geworden – gehen wir gemeinsam in das Zimmer von M. Er liegt mit seinen 1,99 m im Bett, diesmal ohne Perücke. Seine Augen sind geschlossen, seit Atem geht heftig, so, als ringe er nach Luft; hin und wieder kommt ein Stöhnen über seine Lippen. Ich spreche ihn laut an, aber er antwortet nicht. Man vermutet, daß er bereits Einblutungen im Gehirn hat, ein Hinweis auf das Endstadium dieser heimtückischen Krankheit.

Dann setzen wir uns neben ihn und bringen beide zunächst kein Wort heraus. Ich halte seine Hand auf der einen und seine Mutter auf der anderen Seite. So sitzen wir eine ganze Weile, ehe ich versuche, ein bißchen von dem, was ich erlebe und empfinde, in Worte zu fassen. Als ich meine Hand auf seinen kahlen Schädel lege, der auch nicht mehr ein einziges Haar aufweist, als ich seinen vom Fieber und vom Tremor geschüttelten Körper spüre, kommen mir selber die Tränen: Warum soll und kann dieser junge Mann nicht genauso leben wie ich und die anderen? Warum dieses fürchterliche Ende? Es ist schwer auszuhalten und kaum mitanzusehen. Auch seiner Mutter laufen dicke Tränen über die Backen.

Mitten in meinen Worten unterbricht mich seine Mutter und sagt: »Hoffen wir darauf, daß der Matthias seinem Vater verzeihen kann.« M. hat seinen Vater regelrecht gehaßt. Der war Alkoholiker und hatte seine Mutter oft mißhandelt. Als Zweitältester fühlte er sich wie ihr Beschützer. Er hat seinem Vater nie verziehen, was er ihr und ihnen allen angetan hat.

Kurze Zeit später hören wir Schritte auf dem Flur – die beiden jüngeren Brüder und die jüngere Schwester mit ihrem Freund sind gekommen. Ein Bruder bückt sich zu ihm herunter und streichelt seinen Arm, der andere kann den Anblick nicht ertragen. Er geht zum Fenster und dreht allen den Rükken zu. Der Jüngste ist erst 15 Jahre alt. Eigentlich ist ja alles viel zuviel für ihn. Während ich noch bleibe, kommen hin und wieder ein paar Gesprächsabschnitte zustande. Am nächsten Tag kommt auch der ältere Bruder mit seiner Frau aus der Schweiz. Er ist völlig fassungslos. Er kann nicht begreifen, daß es keine Hoffnung mehr geben soll. »Es muß doch etwas zu machen sein, man muß doch medizinisch etwas tun können!« Es braucht lange Zeit, bis wir ihn etwas beruhigen können. Er steht neben dem Bett von M. und versucht, ihn immer wieder anzurufen: »Langer, hörst du mich? Langer, mach doch mal die Augen auf. Langer, komm, laß mich nicht hängen!« Und jedesmal dreht er sich um, geht zum Fenster und schüttelt mit dem Kopf. Es ist einfach nicht zu begreifen für ihn. Die beiden haben sehr aneinander gehangen. Im Raum ist eine fürchterliche Atmosphäre, gequältes Warten, keiner weiß so recht, was er sagen soll. Nach einiger Zeit verabschiede ich mich von M. – Ich weiß, daß ich ihn nicht wiedersehen werde.

Als ich draußen noch eine Weile mit der Schwester spreche, sehe ich, daß auch sie Tränen in den Augen hat. Sie alle kennen M. nun schon lange Zeit. Er ist ein feiner Kerl gewesen, offen und freundlich – sie haben alles versucht, aber nichts hat gefruchtet. Und resigniert setzt sie hinzu: »Manchmal halte ich das hier einfach nicht mehr aus, und immer wieder die jungen Leute!«

Für Matthias ist vieles offen und unabgeschlossen geblieben. Nicht nur, daß er erst am Beginn des Erwachsenenlebens stand. Durch den Tod sind wichtige Beziehungen einfach abgebrochen worden, ohne daß sie schon eine reife, erwachsene Form und ihren entsprechenden Ausdruck gefunden hätten. Die Beziehung zu seiner Mutter war zweifellos überhöht und weitgehend idealisiert – die stark belastete Beziehung zu seinem Vater ungeklärt und unbearbeitet. Und auch im Kontakt zu den Geschwistern, besonders zu seinem älteren Bruder, blieb vieles unausgesprochen, nebulös, ebenso, was das eigene Selbst-bewußtsein und die Rolle anging, die er in seiner Familie spielte.

Zusätzlich bleibt die Frage, wie Matthias selbst seine Situation gesehen und eingeschätzt hat. Durch die zum Ende sehr dramatische Verschlechterung seines Gesundheitszustandes blieb kaum Zeit und keine Kraft für eine innere Entwicklung oder eine offene Auseinandersetzung mit der tödlichen Bedrohung. Der plötzliche körperliche Verfall machte eine verbale Verständigung praktisch unmöglich. Die wiedergegebenen beiden Sätze, die darauf schließen lassen, daß er am Ende für sich keine Perspektive mehr sah, waren schon das Maximum dessen, was ihm zu reden kräftemäßig noch möglich war. So blieb vieles unausgesprochen, unabgeschlossen, letztlich mehr als unbefriedigend. Der Tod hatte sich als stärker erwiesen und nicht nur dem Leben, sondern damit auch einem weiteren Wachsen und Reifen dieses jungen Mannes ein Ende gesetzt.

3. Zwischen »Wahrheit« und Verleugnung

Nachdem im vorhergehenden Kapitel das unterschiedliche Erleben von Menschen angesichts ihrer schweren Erkrankung beziehungsweise ihres Sterbens dargestellt wurde, beschäftigen sich die folgenden Ausführungen damit, wie denn die Beteiligten – sowohl die Patienten als auch ihre Umgebung – mit dieser schwierigen Lebenssituation und besonders mit dem heiklen Problem der »Wahrheit am Krankenbett« umgehen (können).

Die Abhängigkeit der »Wahrheit« von überindividuellen, gesellschaftlichen Gegebenheiten

Üblicherweise geht man davon aus, daß der Umgang mit der Wahrheit etwas ist, was den betroffenen Patienten, die Mitarbeiter in der Klinik und die Angehörigen angeht. Ausgeklammert wird dabei die Tatsache, daß die Einstellungen zu diesem Bereich nicht im luftleeren Raum entstehen, sondern vielen Einflüssen unterliegen. Wie der Blick in die Geschichte verdeutlicht hat, sind die Verhältnisse, unter denen wir leben, gewordene Verhältnisse, Haltungen und Verhaltensweisen, die sich auch wieder verändern und die wir selbst mitgestalten können. Es ist mir an dieser Stelle wichtig, diesen Zusammenhang zu betonen, um die gegenwärtigen Verhältnisse aus dem Bannkreis des Schicksalhaften und damit Unveränderbaren herauszuholen. Andererseits wird auch der einzelne Betroffene von dem unangemessenen Druck entlastet, daß alles, was geschieht, nur seiner Verantwortung zuzuordnen sei.

Wie wir bereits dargestellt haben, war der Umgang mit dem Tod und der eigenen Sterblichkeit schon immer eine große Herausforderung für die Menschen, die sie in sehr unterschiedlicher Weise und mit den unterschiedlichsten Reaktionen zu bestehen versuchten. Das hängt damit zusammen, daß Sterben und Tod, aber auch Gesundheit und Krankheit nicht nur biologische Vorgänge sind, sondern immer auch psychische Begleiterscheinungen haben und darüber hinaus »wichtige Bausteine im Wertgefüge jeder Gesellschaft« (M. Pflanz) bedeuten. Der Umgang mit diesen Wirklichkeiten ist so etwas wie ein Prüfstein jeder Gesellschaft. Es sind Wirklichkeitsbereiche, die nicht außerhalb der Gesellschaft liegen, wie eine symptomorientierte und rein naturwissenschaftlich ausgerichtete Medizin glauben machen möchte, sondern die im Gegenteil ins Zentrum einer jeden Gesellschaft hineinreichen und auch hineingehören. Umgekehrt wird man aber sagen müssen, daß jede Gesellschaft die Medizin hat, die sie verdient, oder, wie der Psychosomatiker Th. von Uexküll es formuliert, »daß die Medizin die Medizin unserer Gesellschaft ist«[1]. Insofern kann es nicht darum gehen, den »Schwarzen Peter« für Schwierigkeiten oder Mißstände von der Medizin auf die Gesellschaft zu schieben oder umgekehrt. Vielmehr geht es darum, die Verquickungen und Zusammenhänge realistisch zu sehen und sie für eine Bestandsaufnahme entsprechend einzuordnen. Th. von Uexküll schätzt die Situation so ein, daß wir in einer Gesellschaft leben, »die von einer Utopie des ewigen Lebens ohne Krankheit und Konflikte träumt und die der Medizin die Aufgabe gestellt hat, die Vision aufrechtzuerhalten, die der Gesellschaft die Schrekken der Realität verstellt«[2].

Wenn diese Bestandsaufnahme stimmt, und manches spricht dafür, dann können wir davon ausgehen, daß viele Probleme im Umgang mit dem Sterben, die wir bei einzelnen Menschen erleben und beobachten können, in der gesamten Bandbreite von Verleugnung bis zur Akzeptanz auch auf der größeren gesellschaftlichen Ebene relevant werden, das heißt, daß auch eine Gesellschaft als ganze ähnlich wie ein Individuum mit der ganzen Breite psychischer Reaktionen und Abwehrvorgänge reagiert. Th. von Uexküll sagt dazu: »Das ließ sich früher dadurch erreichen, daß Ärzte mit Rollen ausgestattet wurden, die dem Glauben an magische Omnipotenz im Kampf gegen Krankheit entgegenkamen. In der modernen Gesellschaft ist die Funktion der Medizin vordergründiger: Sie hat Einrichtungen geschaffen, in die man Sterbende und Kranke ›abschieben‹ kann, und damit hat sich die Funktion des Arztes grundlegend gewandelt. Trotzdem haben bisher weder die Ärzte noch die Gesellschaft diesen Funktionswandel wirklich zur Kenntnis genommen, der das ›Anstößige‹ isolieren und der Gesellschaft seinen Anblick ersparen soll.«[3]

Vor diesem Hintergrund wird deutlich, daß die Abwehrmechanismen, die die Gesellschaft vollzieht (indem sie die Krankheit und als Folge davon das Sterben in eigens dafür eingerichtete Institutionen verlegt), sich in dem Abwehrverhalten spiegelt, das wir häufig bei Mitarbeitern im Krankenhaus zu spüren bekommen. Dieses Abwehrverhalten kann die unterschiedlichsten Züge annehmen: von der Verweigerung der Wahrheitsmitteilung an den Patienten bis zum Rückzug oder dem weitgehenden Kontaktabbruch, aber auch bis zum scheinbaren Gegenteil: einer geschäftigen Überbetriebsamkeit im Umgang mit dem Sterbenden. Offenbar soll durch ein Übermaß an Aktivität sehr häufig die schwer zu ertragende Hilflosigkeit des medizinischen Personals kompensiert werden. Dies führt aber umgekehrt dazu, daß durch die fortwährende Geschäftigkeit der Patient sich noch weniger äußern oder aktiv werden kann, was die Beziehung zu ihm »asymmetrisch« werden läßt.[4] Immer ist es der gleiche Hintergrund: die Unfähigkeit, sich der Wirklichkeit, der Wahrheit, auch für sich selbst, zu stellen, um sie dann mit dem anderen zu teilen. Zu welch tragischen Konsequenzen das für die Betroffenen führen kann, zeigt folgende Reaktion: Die Frau eines Patienten, der nach einem schweren Herzinfarkt in der letzten Stunde vor seinem Tod noch in die kardiologische Abteilung eines anderen Krankenhauses verlegt wurde, beschreibt die Situation aus ihrem Erleben in einem Brief an den Chefarzt des Krankenhauses folgendermaßen: ». . . ich mache mir selbst die größten Vorwürfe, daß ich am Tage seines Todes das Theater, das man sorgfältig um ihn errichtet hatte, mitgespielt habe, ohne es zu durchschauen und ohne mich dagegen zur Wehr zu setzen. Ich bin allerdings nicht sicher, ob ich –

wenn ich noch von seinem Abtransport anstatt in die nephrolo-
gische (zur Dialyse, d. Verf.) in die kardiologische Abteilung
des XY-Krankenhauses erfahren hätte – die Kraft gehabt hätte,
die Verlegung zu verhindern. Für Sie und alle Ärzte und auch
für mich bestand kein Zweifel, daß mein Mann nur noch wenige Stunden zu leben hatte. Warum konnten wir nicht mit ihm
über sein Sterben sprechen? Warum konnten wir ihn nicht in
Ruhe den Tod finden lassen? Warum haben wir ihn noch fremden Ärzten überantwortet, die mich fast bis zu seinem Tod
nicht mehr zu ihm gelassen haben? . . . Eigentlich war er nicht
mehr transportabel, eigentlich war es eine Farce, die wir um ihn
herum aufgeführt haben, nur um ihm die Hoffnung nicht zu
nehmen, daß er noch gesund werden könnte.«[5]

In der Tat ist mit der Frau dieses Patienten zu fragen, wer
denn diese Farce braucht: der Patient oder die übrigen Beteiligten? Diese Frage stellt sich häufig im Klinikalltag, wenn Ärzte
erkennen, daß alle Maßnahmen nicht mehr helfen, aber den-
noch der Meinung sind, irgend etwas tun zu müssen, um dem
Patienten nicht das Gefühl zu geben, daß sie am Ende seien.
Auch hier stellt sich die Frage, wer denn »am Ende« ist? Die
andere Möglichkeit, mit dem »Ende« umzugehen, scheint es
nicht zu geben: das Unausweichliche hinzunehmen und das
Unaussprechliche auszusprechen. Und das Unaussprechliche
hat viele Gesichter: das, was man verschweigen möchte – auch
vor sich selbst, oder was man selbst nicht weiß, was man so weit
verdrängt hat, daß es nicht »greifbar«, geschweige denn sagbar
ist. Häufig ist es aber auch so, daß man es selbst sehr genau
weiß, aber die Umgebung, die Mitmenschen oder auch die Art
der Beziehung zueinander erlauben es nicht, die Dinge so auszusprechen, wie sie sind.[6]

Die wissenschaftliche Medizin stellt den Ärzten bisher keine
Hilfestellung für den Umgang mit Sterbenden zur Verfügung.
Im allgemeinen wird dieser Bereich der »ärztlichen Kunst« zu-
geschrieben und damit auch aus dem Bereich des Lehr- und
Lernbaren ausgeklammert. So bleibt jeder auf sich allein ver-
wiesen und wird diesen Bereich mehr recht als schlecht nach

eigenem Gutdünken regeln und sich dieser Aufgabe möglichst schnell, weil unsicher, entledigen. Und hierin ist denn auch ein wesentlicher Grund für die zunehmende Belastung der Bezugspersonen der Sterbenden zu sehen. Die in den Heilberufen Tätigen sind für diese Arbeit nicht ausgebildet und haben keine ausreichende Hilfestellung für die Ausbildung einer professionellen Gestaltung dieser Beziehung erhalten. So werden sie die Verhältnisse fortsetzen, die ein Chefarzt auf die Anfrage von Angehörigen deutlich macht: »Was Sie am Verhalten der Ärzte hier als Allmachtsposition empfunden haben, ist nichts anderes als Angst und manchmal Unsicherheit... Auch wir Ärzte fürchten uns vor dem Tod unserer Patienten.«[7] Diese Angst ist sicher sehr belastend und führt vielleicht manchmal auch zu falschen Reaktionen. Wenn wir soweit kommen könnten, uns wenigstens gegenseitig die Angst einzugestehen, dann könnten wir vielleicht auf die oft »unmenschliche Apparatur verzichten, die den Sterbenden daran hindert, in Frieden in den Tod zu gehen«[8]. Solange wir aber die Angst und die damit verbundene Verunsicherung vor dem Tod bemänteln müssen, werden wir den bekannten und vorgegebenen Rollenklischees verhaftet bleiben, und es wird sich das fortsetzen, was mit dem Wort gemeint ist: »Die Medizin ist die Medizin unserer Gesellschaft.«

Bei der Suche nach Gründen für die Fortschreibung dieser Verhältnisse und das allzuoft distanzierte Verhalten der Ärzte findet sich bei einem Mediziner folgende interessante Erklärung: »Als Handelnder steht der Arzt... als Mitglied unserer utilitaristischen Gesellschaft unter einem gewissen Erfolgszwang, was es ihm... erschwert, den Tod als unausweichliches Ereignis zu akzeptieren... Diese und andere Motive tragen dazu bei, daß das persönliche Verhältnis zum Tod auch für Ärzte und andere Medizinalpersonen ein sehr ambivalentes ist. Dies verleitete Arzt und Mitarbeiter allzu leicht dazu, jenes Faktum zu verleugnen, das sie persönlich und fachlich derartig hart mit den Grenzen ihres Wirkens konfrontiert.«[9] Und Th. von Uexküll fügt zwei weitere Aspekte aus diesem Spektrum hinzu. Er geht davon aus, daß es leichter ist, sich von vornher-

ein auf die naturwissenschaftlichen, pathophysiologischen Anteile einer Krankheit zu beschränken und sich nicht dem Be-
troffensein über den Verfall einer Person in der Krankheit und
dem Entsetzen auszuliefern, daß sich im Sterben ein Mensch in
einen bloßen Körper verwandelt. Das kann man am ehesten
dadurch verhindern, daß man sich von vornherein nur für den
Körper interessiert.

Als weiterer Grund für die Scheu der Ärzte, sich mit dem
Tod einzulassen, führt er an, daß die Gesellschaft die Vertreter
von Berufen, die zu nahe mit dem Tod in Berührung kommen,
isoliert. Insofern sei es verständlich, daß sich Ärzte von ihrem
Selbstverständnis her als Anwälte des Lebens sehen und es
schwer haben, sich mit der Rolle des Sterbehelfers zu identifi-
zieren. Denn gerade Sterben und Tod sind Themen und Wirklichkeitsbereiche, die nicht nur jeden einzelnen, sondern auch
die Gesellschaft als ganze zutiefst beunruhigen. Besondere Bri-
sanz gewinnt dieses Problem, wenn man berücksichtigt, daß bei
Ärzten die Abwehr eigener Todesängste eine bedeutsame Rolle
spielt.[10] Testpsychologisch fand man heraus, daß Ärzte in der
Regel den Tod mehr fürchten als eine Vergleichsgruppe von
Patienten. Daß starke, jedoch verdrängte Todesangst als unbe-
wußtes Motiv bei der Berufswahl von Ärzten eine wichtige
Rolle spielt, ist ebenfalls seit langem bekannt. Namhafte Mediziner wie H. Schäfer, H. Schipperges und E. Ringel weisen darauf hin, daß die Genesung der Medizin von einer Übertechni-
sierung nur dann möglich ist, wenn sie zu einem neuen
Menschenbild findet, in dem die Person wieder im Mittelpunkt
steht.

Wahrheitsmitteilung zwischen pro und contra

Gründe gegen die Mitteilung der »Wahrheit«

Soll man es tun oder doch besser lassen: dem Patienten klar und unverblümt die Diagnose seiner Krankheit und möglicherweise auch noch seine prognostischen Aussichten mitteilen? Was spricht dafür und was dagegen; was kann der Patient verkraften, wo ist die Grenze seiner Belastbarkeit erreicht? Wer entscheidet letztlich, was er wissen darf und was ihm womöglich vorenthalten werden soll? Fragen über Fragen im Umfeld eines hochsensiblen Bereiches: der Wahrheitsmitteilung an den Patienten. In früheren Jahrzehnten gab es unter den Ärzten eine kleine Mehrheit gegen die Offenheit gegenüber dem Patienten. Diese Haltung hat eine uralte Tradition. Schon bei Hippokrates heißt es: »Denn viele werden aus diesem Grunde zu Schlimmem getrieben, weil der Arzt den gegenwärtigen Zustand oder den Ausgang voraussagt.«[11] Dabei entpuppt sich dieses häufig gebrauchte Argument – der Patient werde in die Depression getrieben oder schlimmstenfalls sogar sich selbst etwas antun – als völlig unhaltbar. Untersuchungen haben ergeben, daß die Suizidrate bei Patienten, denen die »Wahrheit« mitgeteilt wurde, nahezu identisch ist mit der bei der »gesunden Durchschnittsbevölkerung« und daß es praktisch kaum vorkommt, daß sich ein Krebspatient etwa deshalb suizidiert, weil man ihn offen über seinen Krankheitszustand aufgeklärt hat.[12] H. J. Senn berichtet, daß von über 10 000 behandelten Malignompatienten einer bestimmten Klinik in den letzten zehn Jahren lediglich einer einen Suizidversuch erfolgreich durchgeführt habe. Er sagt weiter, daß es »immer wieder erstaunlich sei zu sehen, welch großer Prozentsatz von hartangefochtenen Patienten mit Tumorleiden im Laufe einer Krankheit zu einer bewundernswerten tragfähigen Verarbeitung ihres Leidens heranreifen«.[13]

Trotzdem hält sich unter den Ärzten immer noch die Ansicht, sie sollten die Wahrheit verschweigen. Hufeland, Goethes Arzt, sprach dieses Argument in apodiktischer Kürze aus, als er sagte: »Den Tod verkünden heißt den Tod geben.«[14]

Offenbar ist diese Frage nicht nur ideologiebefrachtet, sondern auch hochgradig emotional besetzt. Deshalb ist es durchaus verständlich, daß die Beteiligten – allesamt auch in ihrer eigenen Haltung betroffen – beharrlich an »ihrer« Praxis festhalten, die Wahrheit gar nicht oder nur dosiert weiterzugeben. Das hat nichts »mit einem Macht- und Herrenbewußtsein oder einem falschen Autoritätsanspruch des Arztes zu tun, sondern diese Haltung ist nichts anderes als ein zusätzliches Pharmakon im Kampf gegen die Krankheit«, erklärt der Medizinhistoriker H. Schadewaldt.[15] Er bemüht als Gewährsleute für diese Einstellung niemand geringeren als die Kirchenväter, die das Problem der ärztlichen Unwahrhaftigkeit, das man ja üblicherweise »Sünde« nennen müßte, bereits mit der Sorgepflicht des Arztes in Verbindung gebracht hätten. Wenn er die fromme Lüge oder das Verschweigen als »Therapeuticum oder Prophylacticum« einsetze, dann sei dies erlaubt. Hier wird frei nach der Devise verfahren: Der Zweck heiligt die Mittel.

Was sind nun die Gründe dafür, die ein gezieltes Verschweigen von Informationen angeraten sein lassen? H. J. Senn führt folgende an:

– Angst vor den angeblichen negativen Folgen einer allzu offenen Informationstaktik (Schutz des Patienten durch Verschweigen beziehungsweise »gnädiges Lügen«);
– ärztlich vermutete Verarbeitungsschwierigkeiten infolge Intelligenz- und Reifegrad des Patienten (Jugendliche, »einfache Leute«, höheres Alter und so weiter);
– angeblich hohe Suizidgefahr bei informierten Krebspatienten;
– Information der nächsten zuständigen Angehörigen genügt; »leichter durchzuführen« für den Arzt;
– threapeutischer Nihilismus, oft basierend auf vorurteilshaft

verarbeiteter, einseitiger, kasuistischer Erfahrung und mangelnder Weiterbildung (Schema »Krebs = Tod«).[16]

In der Tat scheint es angeraten zu sein, an diesen sensiblen Bereich vorsichtig heranzugehen, zumal keiner voraussehen kann, wie jemand reagiert, wenn er sich plötzlich und unvermutet mit einer unheilbaren, vielleicht rasch zum Tode führenden Krankheit konfrontiert sieht. Es scheint kaum möglich, die Reaktion bei einem anderen Menschen vorherzusagen oder auch nur annähernd abzuschätzen. Das seelische Gleichgewicht ist eine sensible Sache, und es ist zu fragen, ob es nicht verantwortungsvoller ist, dieses Gleichgewicht nicht bis an die Grenze des Belastbaren zu strapazieren. Ist hier nicht ein »Zuwenig« eher angezeigt als ein »Zuviel«? Hat nicht Jaspers vielleicht doch recht, wenn er ausdrücklich betont, »daß der Kranke nicht wissen will, wenn sein Leben bedroht oder gar verfallen ist, und daß er, falls er das Gegenteil sagt, Beruhigung, nicht Wahrheit vom Arzt erwartet«[17]?

Es gibt einen prominenten Präzedenzfall, der dieser Argumentationslinie rechtzugeben scheint. Der Dichter Theodor Storm erkrankt im Frühjahr 1887, 69jährig. Es sind Magenbeschwerden, die ihn plagen. Er spürt deutlich seinen Zustand, den er in seinem Gedicht »Beginn des Endes« sehr behutsam und doch klar beschreibt:

> »Ein Punkt nur ist es, kaum ein Schmerz,
> nur ein Gefühl, empfunden eben;
> und dennoch spielt es stehts darein,
> und dennoch stört es dich zu leben.
> Wenn du es andern klagen willst,
> so kannst du's nicht in Worte fassen,
> Du sagst dir selber: ›Es ist nichts!‹
> Und dennoch will es dich nicht lassen.
> So seltsam fremd wird dir die Welt
> und leis verläßt dich alles Hoffen,
> bis du es endlich, endlich weißt,
> daß dich des Todes Pfeil getroffen.«[18]

Storms erschütterndes Gedicht läßt ahnen, wie sensibel dieser Mann die Anzeichen seiner schweren Erkrankung wahrgenommen hat und wieviel er im Grunde selber geahnt hat oder schon »wußte«. Sehr klar wird hier die innere Ambivalenz angesprochen: der Versuch, sich selber zu beruhigen: »Es ist nichts«, und auf der anderen Seite die innere Beunruhigung, die ihn nicht mehr losläßt. In einem Brief an Paul Heyse schreibt Storm am 6. März 1887: »Ich kenne alle Gefahren meines Zustandes, weiß aber auch, daß viele damit weiterleben und werde das auch fertigzubringen suchen.«[19] Aus diesem Zitat geht hervor, daß sein Hausarzt, Dr. von Brinken, ihn zwar über die Bedrohlichkeit seines Zustandes nicht im unklaren gelassen hatte, ihm aber eine gute Überlebenschance signalisierte und damit eine langsame Annäherung an die Diagnose beabsichtigte.

Eines Tages will Storm jedoch die volle Wahrheit wissen. Die innere Unruhe, die er durch das Gedicht zum Ausdruck gebracht hat, ist offenbar zu groß geworden. Da es sich um einen Patienten handelt, der ohnehin schon ziemlich genau über die Bedrohlichkeit seiner Erkrankung Bescheid weiß, wird das Wort ›Magenkrebs‹ von seinem Hausarzt offen ausgesprochen. Storm versucht, dies zunächst mit Fassung zu tragen, bricht dann aber zusammen und fällt in eine tiefe Depression, so daß seine Frau Gertrud in ihrer Biographie schreibt: »Storm hatte sich überschätzt; er vermochte die Gewißheit eines nahen Todes nicht zu ertragen. Tiefe Schwermut ergriff ihn ... Die Hoffnung, ohne die es kein Glück gibt, mußte ihm wiedergegeben werden.«[20] Die Familie entschied sich, einen anderen Arzt zu bitten, dem Patienten mitzuteilen, es handle sich lediglich um eine unbedeutende Krankheit, was auch geschah. Theodor Storm faßte wieder Mut und vollendete den Schimmelreiter, den viele für seine reifste Leistung halten. Er feierte mit viel öffentlicher Anteilnahme seinen 70. Geburtstag und starb wenige Zeit später. Ist der »Fall Storm« nicht ein unüberbietbares Beispiel dafür, wie gefährlich es sein kann, einem Patienten die volle Wahrheit mitzuteilen?

Für mich ist dies ein Verlauf, der zeigt, wie sensibel der Vorgang der Wahrheitsmitteilung ist. Gefährlich wird er erst, wenn die Ambivalenz, die zweifellos nicht einfach zu ertragende Spannung im Patienten zwischen Wissenwollen und Nichtwissenwollen, zu einer Seite hin vorschnell aufgelöst wird. Der Patient Storm war damit überfordert. Die Entwicklung zeigt aber auch, daß der Hausarzt die eine Seite der Ambivalenz des Patienten als vorherrschend über Storms Seelenverfassung überbewertet hatte und die andere Seite von ihm nicht angemessen gewichtet wurde.

Gründe für einen offenen Umgang mit der »Wahrheit«

Solche mißlungenen Formen von Wahrheitsmitteilung werden häufig zum Anlaß genommen, »das Kind mit dem Bade auszuschütten« und zu beweisen, daß sich Offenheit gegenüber dem Patienten allemal nicht auszahlt beziehungsweise nur Schaden anrichtet. Weil man aber eine unsachgemäße Aufklärung von Patienten als Argumentation gegen sie nicht akzeptieren kann, werden wir uns mit den Gründen auseinanderzusetzen haben, die *für* eine Wahrheitsmitteilung an die Patienten sprechen.

Schaut man in die Praxis, so haben sich in den letzten Jahren die Verhaltensweisen von Ärzten deutlich verändert. Zwei Studien, die zwar 18 Jahre auseinanderliegen, aber das Verhalten der Ärzte mit gleichen Fragebogen ermittelten, zeigen das sehr deutlich. D. Oken hatte herausgefunden, daß 1961 bei 88 Prozent der Ärzte eine Information nicht in Frage kam, während D. H. Novack 1979 berichten konnte, daß 98 Prozent der Ärzte grundsätzlich ihre Patienten informierten. Auch wenn man diese beiden Studien nicht direkt miteinander vergleichen kann, weil das Durchschnittsalter der befragten Ärzte in der zweiten Studie deutlich niedriger lag und es 50 Prozent Verweigerer in der Befragung von 1979 gab, wird man doch einen grundsätzlichen Wandel in der Einstellung zu diesem Problemkomplex annehmen dürfen.[21]

Die Gründe für die Veränderung sind vielfältiger Art. Zum einen ist durch die Behandlungserfolge der Onkologie das Bewußtsein in breiten Bevölkerungsschichten gewachsen, daß das Auftreten einer Krebserkrankung keineswegs mehr den sicheren Tod bedeuten muß und daß besonders bei frühzeitiger Erkennung gute Möglichkeiten zur Heilung der Krankheit bestehen. Für die Ärzte ist es deshalb leichter geworden, die Diagnose »Krebs« auch auszusprechen, ohne damit eine Todesankündigung auszusprechen. Zum anderen ist das Selbstbewußtsein der Patienten gestiegen und ihr Ruf nach partnerschaftlichem Ernstgenommenwerden und nach Eigenständigkeit gewachsen.[22] Zusätzlich wird das Recht auf Aufklärung, zum Beispiel vor Operationen über die Risiken, inzwischen auch juristisch nachdrücklich unterstützt. Das Schlagwort vom »mündigen Patienten« geht um und mit ihm ein Bewußtseinswandel von großer Tragweite. In einer Entscheidung des California Court von 1977 heißt es: Das Recht des Patienten auf eigene Entscheidung ist der Maßstab für die Aufklärungspflicht des Arztes. Dieses Recht kann nur dann entsprechend ausgeübt werden, wenn der Patient angemessene Informationen besitzt, um eine angemessene Wahl zu treffen. Das Ziel der ärztlichen Kommunikation mit dem Patienten muß auf die Bedürfnisse des Patienten ausgerichtet sein – und was immer er an Informationen braucht für seine Entscheidung, muß ihm zur Verfügung gestellt werden.[23]

Eine solche Bewußtseinsveränderung käme aber nicht zustande, wenn es nicht auch eine Anzahl von Gründen dafür gäbe, die Wahrheitsmitteilung nicht mehr so restriktiv, sondern offener als bisher zu handhaben. E. Heim nennt die folgenden Gründe, die Offenheit gegenüber Patienten im Zusammenhang der Wahrheitsfrage angeraten sein lassen:

1. Die Achtung vor der Persönlichkeit des Patienten verlangt es, daß er über seinen Zustand orientiert wird.

2. Der Patient wird die Wahrheit direkt (zum Beispiel durch medizinische Hilfskräfte) oder indirekt (aus verschiedenen An-

zeichen) erfahren, aber sie dann ohne fachgerechten Beistand verarbeiten müssen.

3. Die Kooperation in der terminalen Phase ist sehr wichtig, so daß er dafür motiviert werden muß.

4. Der Patient soll die Möglichkeit erhalten, seine inneren und äußeren Angelegenheiten zu ordnen.

5. Der Patient wird es während der schwierigen Periode des Sterbens leichter haben, wenn er Angehörigen und Betreuern gegenüber offen sein kann.

6. Durch Verheimlichen werden die Autorität und das Vertrauen in den Arzt und seine Mitarbeiter zerstört.[24]

E. Kübler-Ross konnte bei praktisch allen Sterbenden, mit denen sie zu tun hatte, beobachten, daß ein Wissen um die eigene Todesbedrohung keineswegs mit Hoffnungslosigkeit einherging, sondern daß im Gegenteil die Sterbenden nie ohne Hoffnung waren und daß alle Patienten sich gerade in besonders schwierigen Situationen von ihrer Hoffnung tragen ließen.[25] Dies entspricht auch der klinischen Erfahrung des Autors, daß erstaunlich viele »wissende« Patienten auch hoffnungsvolle Patienten blieben. Dabei spielte es keine Rolle, ob sich ihre Hoffnungen auf bestimmte Fortschritte der Medizin bezogen (»Vielleicht finden sie ja noch etwas, was mir helfen kann«) oder auf ein Leben nach dem Tod (»Ich freue mich darauf, meinen Mann/meine Frau, meinen Vater/meine Mutter wiederzusehen«). Hoffnung oder Hoffnungslosigkeit scheinen eher damit zu tun zu haben, inwieweit eine befriedigende soziale Integration aufrechterhalten werden kann. Entscheidend dürfte daher sein, ob die Kommunikationsstruktur in bezug auf das Stationspersonal wie auch auf die Familie oder andere nahestehende Personen zufriedenstellend gestaltet werden kann. Zum entscheidenden Kriterium der Wahrheitsfrage kristallisiert sich deshalb nicht so sehr der Umfang des prognostischen oder diagnostischen Wissens, das man einem Patienten mitteilen sollte oder nicht. Wichtig ist, ob er sich in diesen Prozeß einbezogen fühlt und so Subjekt seiner Krankheit bleiben kann.

Es scheint denn auch kaum noch ein Dissens darüber zu bestehen, daß Patienten sowieso über Informationen verfügen, ob man sie ihnen nun ausdrücklich mitgeteilt hat oder nicht. Wie aufmerksam Patienten Signale aus ihrer Umgebung aufnehmen und zu verarbeiten suchen, schildert eine Patientin sehr eindrücklich: »Ich bin beunruhigt, weil keine Untersuchungen mehr durchgeführt werden. Niemand nimmt mir mehr Blut ab – und ich bekomme alle Medikamente, die ich will. Der Pfarrer besucht mich zweimal wöchentlich, was er früher nicht tat, und meine Schwiegermutter ist entgegenkommender zu mir, obwohl ich ihr gegenüber unfreundlicher bin. Würde Sie das nicht nervös machen?« Dann enstand eine Pause, in die hinein der Arzt sagte: »Sie meinen, Sie denken, daß Sie sterben müssen?« »Genau das«, sagte sie. Er antwortete: »Ja, das stimmt.« Dann sagte sie lächelnd: »Endlich habe ich die Schallmauer durchbrochen. So hat mir am Ende doch noch einer die Wahrheit gesagt.«[26] Diese Frau hat den Durchbruch geschafft; aus eigener Kraft hat sie die Mauer des Schweigens, die sie umgab, durchbrochen. Es war ein langer Weg, aber offenbar auch ein befreiendes Erlebnis: »So hat mir am Ende doch noch einer die Wahrheit gesagt.« Aber oft genug bleibt der Patient hinter der Mauer des Schweigens allein und gefangen, obwohl er seine Situation überblickt.

Auf welch vielfältige Weise Patienten im Alltagsgeschehen des Krankenhauses auf ihre Diagnose stoßen können, belegen recht anschaulich auch folgende Beispiele:

– Einer 53jährigen, äußerlich undifferenziert wirkenden Geschirrspülerin war vom Hausarzt und anderen Krankenhausärzten trotz ihrer Fragen eine klare Auskunft über ihre Krankheit immer wieder verweigert worden. Im Gespräch mit einem anderen Arzt heißt es von ihr: »Wissen Sie, ich bin halt immer blutärmer geworden. Da ich nach außen kein Blut verloren habe, habe ich mir gedacht, daß kann nur innerlich von einer Art Krebs aufgefressen werden.« Die Diagnose ihrer Krankheit lautete: »akute Leukämie«.

69

– Auf die Frage an eine 19jährige, erst seit wenigen Tagen erkrankten Patientin, ob sie sich schon Gedanken über ihre Erkrankung gemacht habe, meinte sie: »Ich kenne die Diagnose
schon. Auf der Toilette stand ein Urinkrug, an dem ein Zettel
mit meinem Namen und der Diagnose ›Verdacht auf akute
Leukämie‹ angebracht war.« Derweil zerbrachen sich Ärzte
und Angehörige v o r ihrer Zimmertür noch den Kopf darüber,
ob und wie man ihr die Diagnose mitteilen könne.

– Einer Kranken mit akuter Leukämie wurde von Ärzten und
Schwestern eines auswärtigen Krankenhauses keine Information über ihre Erkrankung gegeben. Vor der Verlegung in eine
Universitätsklinik empfahl ihr jedoch die Stationsschwester,
besser noch zu beichten, und vermittelte ihr so die krankheits-
bedingte Bedrohung.

Oft reichen kleine Verhaltensänderungen aus, um die Patienten
hellhörig und mißtrauisch werden zu lassen. Ein Patient beschrieb seine »Entdeckung« ganz einfach so: »Als der Professor sich bei mir auf das Bett setzte, habe ich gewußt, jetzt muß
ich sterben.«[27]

Neuere Untersuchungen haben gezeigt, daß sich bei einem
hohen Prozentsatz der Betroffenen die Frage der Information
nicht mehr nach »ja« oder »nein« stellt, sondern daß sie sich
immer mehr zum Problem des »Wie« verschiebt. Reinhold
Schwarz berichtet über eine Untersuchung aus der Ambulanz
der Heidelberger Universitäts-Frauenklinik: Alle Frauen mit
dem Verdacht auf Brustkrebs wurden über einen Zeitraum von
vier Monaten nach ihren Vermutungen befragt, noch ehe die
Diagnose endgültig durch einen operativen Eingriff abgeklärt
werden konnte. Man fand heraus, »daß sich nächst der Verdachtsdiagnose des Arztes die Eigenvermutung der Befragten
als das entscheidende Klassifikationskriterium erwies. Ohne
die Verdachtsdiagnose, das heißt ausschließlich nach Patien-
tenangaben, wurden immerhin noch mehr als 73 Prozent richtig eingeordnet.«[28] Das bedeutet, daß bereits in diesem frühen
Krankheitsstadium ein erstaunlich genaues »Wissen« der Pa-

tientinnen vorhanden war. Es ist also davon auszugehen, daß die Behauptung: Auf der einen Seite steht der Patient, der nichts weiß, auf der anderen Seite stehen die Ärzte, Schwestern und Angehörigen, die genaue Informationen haben, nicht haltbar ist.[29]

Daß der Patient trotz seines »Wissens« häufig nichts von seinem Wissen vermittelt, hat seine Gründe. Ein Chefarzt formuliert das so: »Der Patient hat wohl befürchtet, daß er unser Interesse und unsere Zuwendung verliert, wenn und sobald eine Übereinstimmung zwischen ihm und uns besteht, daß er nicht mehr zu retten ist. Er hat befürchtet, wir würden ihn aufgeben – und er befürchtet es zu Recht.«[30] Die Haltung der Verleugnung auf seiten des medizinischen Personals mag allenfalls angehen, wenn sie ein Bündnis eingeht mit dem Bedürfnis nach Verdrängung von seiten des Patienten. Wo das aber nicht der Fall ist, kann eine solche Haltung verheerende Wirkung haben und zu einem zunehmenden Vertrauensschwund auf seiten des Patienten führen. Unerträglich wird die Situation für den Patienten dann, wenn er eine Mauer des Schweigens um sich herum wachsen sieht, für ihn aber keine Möglichkeit besteht, sie zu durchbrechen oder zu überspringen, wenn es keine Austauschmöglichkeiten gibt über das, was ihn betrifft und zutiefst bewegt.

Auseinandersetzung mit dem Unvermeidlichen: Wahrheit als Entwicklung und Prozeß

»Damit die Menschen lernen, sowohl zu leben als auch zu sterben«, schrieb Montaigne, »müssen sie über den Tod nachdenken und sich auf ihn gefaßt machen. Steckt man den Kopf in den Sand oder wird durch Lügen daran gehindert zu erkennen,

was auf einen zukommt, dann wird die Freiheit eingeschränkt –
die Freiheit, das Leben als Ganzes zu betrachten, mit einem Anfang, einer Dauer, einem Ende. Einige möchten lieber ge-
täuscht werden, als ihr Leben in dieser Weise als endlich zu sehen; andere werden die Information zurückweisen, die ihnen
eine solche Erkenntnis abverlangen würde. Doch die meisten
sagen, daß sie Bescheid wissen wollen.«[31] Dabei geht es keineswegs um bloße Neugier und nur bedingt um die Möglichkeit, in
der verbleibenden Zeit noch wichtige Dinge zu regeln. Vielmehr geht es darum, noch einmal Stellung zu beziehen zum eigenen Leben als ganzem und diesem Leben Sinn und Erfüllung
zu geben. Es geht aber ebenso darum, sich mit der Unvermeid-
lichkeit des Todes auseinanderzusetzen, und das ist in der Tat
keine leichte Aufgabe, sicher eine der schwersten, die uns das
Leben zumutet. Es geht nicht mehr darum, über den Tod zu
philosophieren oder über die Tatsache, daß wir alle Sterbliche
sind, es geht auch nicht darum, den Tod eines anderen Menschen, vielleicht sogar eines mir sehr nahestehenden Menschen
zu akzeptieren. In dieser Phase des Lebens geht es allein darum
zu realisieren, daß ich es bin, der betroffen ist – ich mit allem,
was ich bin und was ich habe. »Das ›wer, ich?‹ verändert sich
zu einem ›warum ich?‹, wenn der Patient begreift, als wäre es
das erste Mal, daß jeder sterblich ist und niemand dabei eine
Ausnahme macht.«[32]

Wie groß die Herausforderung ist, die sich dem Sterbenden
stellt, wird man erst in seiner ganzen Tiefe begreifen können,
wenn man sich bewußtmacht, daß nicht nur etwas, sondern
daß alles auf dem Spiel steht. Es geht dabei nicht nur um den
zunehmenden Ausfall von Organfunktionen, also um den somatischen Bereich mit seinen häufig schlimmen Begleiterscheinungen, den wir gewöhnlich im Vordergrund sehen, wenn wir
vom Sterben eines Menschen sprechen. Es geht ebenso um den
Bereich persönlicher Beziehungen. Sterben bedeutet für den
Betroffenen auch den zunehmenden Verfall und Zusammenbruch seiner ganzen Welt: seiner Welt von Rollen, Identitäten,
Bezügen. Wenn man sich das verdeutlicht, wird einsichtig, daß

dies nicht im Vorbeigehen geschehen kann, sondern daß es sich dabei um einen oft schweren Weg handelt, um ein schweres »Stück Arbeit«. Nicht umsonst sprechen Psychologen von Trauerarbeit.[33] Auf diesem Hintergrund wird auch verständlich, daß es sich dabei nicht um einen gradlinigen Weg handelt, den jemand zielstrebig hinter sich bringt, sondern daß dies ein Weg ist zwischen Akzeptanz und Verweigerung, zwischen Flüchten und Standhalten, zwischen Bereitschaft und Widerstand, ein Weg zwischen Offenheit und Verleugnung. Wie erschütternd dieser Prozeß sein kan, veranschaulicht die Erzählung einer Patientin: Ihre Mutter, die selbst an Krebs gestorben war und deren Sterben vor zwei Jahren sie sehr bewußt miterlebt hatte, trat im Traum von hinten an sie heran, legte ihr beide Hände um den Hals und würgte sie. Die Patientin wehrte sich heftig und schrie, sie solle sie doch loslassen. Aber die Mutter ließ nicht locker und sagte: »Es ist jetzt genug!« Die Tochter schrie in ihrer Verzweiflung: »Ich will noch nicht, ich will noch bleiben!« Aber die Mutter blieb bei ihrem kategorischen »Komm jetzt!« – Im nachfolgenden Gespräch ist die Patientin noch einmal in ihre »Rolle«, die sie im Traum spielte, eingestiegen und hat in einer bewußten Entscheidung am Ende des Gespräches den Schluß des Traumes verändert. Sie sagte: »Dies ist noch nicht meine Zeit, Mutter; ich werde noch nicht mit dir gehen. Noch lebe ich!« Diese Frau wußte im großen und ganzen um die Bedrohlichkeit ihrer Erkrankung, aber sie hatte sich entschieden, die restliche Zeit bewußt zu leben.[34]

Ein *Grundsatz* im Umgang mit Patienten, die sich mit einer gravierenden oder zum Tode führenden Krankheit auseinandersetzen müssen, lautet: Man darf ihnen die Wahrheit nicht als einmalige Aussage »hinwerfen«, um sie dann sich selbst zu überlassen. Wahrheit braucht ein Umfeld, das von einer Beziehung beziehungsweise von Vertrauen getragen ist. Dies ist vermutlich einer der tiefsitzenden inneren Widerstände vieler Ärzte, daß sie spüren: Wenn ich dem Patienten die Wahrheit über seinen Zustand mitteile, dann kann ich mich nicht mehr heraushalten und auf eine bloße medizinische Betreuung beschränken, dann bin ich auch als Mensch gefragt; dann muß ich den anderen soweit wie möglich auf seinem Weg begleiten.

Als Maßstab auf diesem Weg wird weitgehend die Vorgabe des Patienten gelten müssen. Nur er allein kann darüber entscheiden, was ihm an Offenheit möglich ist oder nicht. Was er heute verkraften kann, wird sich möglicherweise morgen als zuviel erweisen. Wollte er gestern über seine düsteren Aussichten reden, so wird er vielleicht heute schon wieder Pläne machen für die Zukunft, weil er sich durch eine bessere körperliche Verfassung im Aufwind sieht. Daran wird aber auch deutlich, daß die Aufgabe, einen todkranken Patienten auf dem Weg der wechselnden Gefühle zu begleiten, nicht leicht ist und alle seelischen und geistigen Kräfte beansprucht. Nur so kann man an den Überlegungen und Empfindungen des Patienten teilhaben und die Wege und Umwege mit ihm gehen. Es ist die Figur des Begleiters, die die Rolle dessen wohl am besten beschreibt, der sich mit dem Patienten auf diese oft abenteuerliche Reise begibt – abenteuerlich deshalb, weil niemand von beiden weiß, wohin diese »Reise« führt.[35] Man wird eine Menge der gewohnten Sicherheiten aus der Hand legen müssen, will man sich dieser Aufgabe stellen.

Diese geforderte Grundhaltung ist am ehesten zu beschreiben mit dem Begriff der »Instrumentenlosigkeit«, das heißt es geht nicht primär darum, für den Patienten etwas zu tun, sondern bei ihm zu bleiben – äußerlich und innerlich. Die Rolle des Begleiters erfodert deshalb so viel, weil er das, worauf er sich weitgehend verlassen konnte, aus der Hand legen muß: die Spritze oder die Infusion, das Stethoskop oder Blutdruckmeßgerät, das Salbgefäß oder das Gebetbuch. Es geht bei der Aufgabe der Begleitung nicht primär darum, etwas zu »machen«, sondern dazusein, eine Rolle, die wir heute weitgehend verlernt haben und die im gesellschaftlichen Kontext ihre Anerkennung verloren hat. K. von Dürckheim weist darauf hin, wie sehr die westliche Welt im Bann des Machens steht und sich einzig und allein dem Prinzip der Leistungsfähigkeit verpflichtet fühlt. Mit Blick auf die Person des Kranken sagt er, daß so etwas wie in-

neres Vorankommen und »Einswerden mit dem tieferen Seins-
grund, das zu dem hinführt, was man menschliche Reife
nennt«, heute häufig unbekannt sei. Dem Menschen unserer
Tage sei »weitgehend der Sinn dafür abhanden gekommen,
daß er noch immer zu wachsen hat. Gerade hierzu aber bildet . . . (das) Kranksein eine Chance, und es gehört zu den Möglichkeiten des Arztes, dem Menschen zu helfen, diese Chance
wahrzunehmen.«[36] Kurzgefaßt könnte man sagen: »Sterbebeistand leistet, wer die so beschriebene Sterbehilfe aufgrund seiner Vertrauensbeziehung mit dem Sterbenden in seiner ganz
persönlichen Begleitung zu geben versucht.«[37] Man kann also
nicht jemanden begleiten und sich gleichzeitig innerlich aus
dem Prozeß heraushalten. »Das Gewicht liegt auf dem Prozeß
und der kontinuierlichen Anwesenheit des Therapeuten.
Nichts *muß* erreicht werden. Der Patient gibt das Tempo an,
auch hinsichtlich der Frage, ob das Thema Tod jemals erwähnt
wird – obgleich, wenn es erlaubt ist, Tod anzusprechen, dies
auch fast immer geschieht . . . Verschiedene Menschen kommen in unterschiedlicher Offenheit mit ihrer Krankheit in Kontakt. Jeder Grad der Offenheit ist gleich gut, solange der Patient
sich dabei wohl fühlt.«[38] Es geht darum, die Wege, *seine* Wege
der Annäherung an die Wahrheit, an das Beängstigende mitzu-
gehen und dem anderen dabei das Empfinden zu vermitteln,
daß er auf diesem Weg nicht allein gelassen ist. Zu den persönlichen und menschlichen Voraussetzungen auf seiten des Begleiters meint Dürckheim: Der Begleiter wird den Patienten nur
dann zu öffnen vermögen, wenn echte Wärme Ausdruck seiner
mitmenschlichen Verbundenheit ist. »Nur echte Zugewandtheit des Herzens vermag das Eis zu schmelzen, das der große
Kontaktverlust um den Menschen gelegt hat. Das ›Klima‹ . . .
ist die wichtigste Voraussetzung zum Wachwerden des mit dem
Wesensgrund verbundenen personalen Subjekts, für das die
Wahrheit keine Schrecken bedeutet, sondern immer nur för-
dernde Kräfte entbindet.«[39]
Die Wege der Annäherung und Auseinandersetzung sind so
vielfältig wie die Patienten selbst, nicht nur, was die Form der

Gestaltung und der Inhalte betrifft, sondern auch die Art des sprachlichen Ausdrucks. Bisweilen enthüllen ein abgebrochener Satz oder ein Zögern mehr als Worte. Ein Aidspatient sprach bei einem meiner Besuche davon, daß er im Grunde wisse, wie es mit ihm stehe – daß ihm kaum noch zu helfen sei. »Ich denke manchmal sehr bewußt an mein Sterben, wie das wohl sein wird. Ich schaue oft an die Decke, und dann kommen mir solche Gedanken. Aber dann muß ich ganz schnell wieder an etwas anderes denken, weil ich große Angst bekomme. Das halte ich nicht lange aus.« Niemand anders also als der Patient selbst kann darüber entscheiden, was ihm möglich ist, an Wahrheit zuzulassen, und was nicht. Es wird aber auch deutlich, wie sensibel dieses Gleichgewicht im Patienten ist und wie es sich von einer Sekunde zur anderen verändern kann. Das folgende Gesprächsbeispiel zwischen einer Schwester und einem Patienten zeigt dies sehr eindrücklich:

»*Schwester*: Guten Abend, Herr M., wie geht es Ihnen? Hatten Sie Besuch?
Patient: Ja, aber was hilft das alles! Ich habe so viele Schmerzen, daß mir alles gleich ist.
Schwester: Aber Herr M., das dürfen Sie nicht sagen; in ein paar Tagen geht es bestimmt wieder besser!
Patient: Ich habe immer die Angst, daß ich Krebs haben könnte, nur die Ärzte sagen es mir nicht.
Schwester: Das kann man im Augenblick wirklich noch nicht sagen, jetzt muß erst alles gründlich untersucht werden, um Ihnen dann genaue Auskunft geben zu können.
Patient: Ich habe solche Angst, ich glaube, ich könnte es nicht ertragen.
Schwester: Nun warten wir erst einmal die Untersuchungen ab, dann sehen wir wieder weiter. Eine gute Nacht, schlafen Sie recht gut.
Patient: Gute Nacht; vielen Dank für alles.«[40]

Weil die Schwester offenbar merkt, auf welch gefährliches Terrain sie sich mit ihrer ersten Frage begibt (»Wie geht es Ih-

nen?«), schiebt sie gleich eine unverfängliche Frage hinterher:
»Hatten Sie Besuch?« Aber der Patient läßt sich dadurch nicht
von seinem inneren Faden abbringen, nicht von den Schmerzen und den dadurch hochgewirbelten Ängsten und Phantasien. Dies ist sein Thema, darüber will er reden. Aber wie
sensibel sein inneres Gleichgewicht ist, zeigt sich sehr schnell.
Er mußt gleich wieder auf die andere Seite wechseln: »Ich habe
solche Angst, ich glaube, ich könnte es nicht ertragen.« Wie gefährlich wäre es, die erste Aussage für sich allein als bare
Münze und als Ausdruck der inneren Verfassung des Patienten
zu nehmen, sie als Indiz dafür zu betrachten, ihm nun endlich
klaren Wein einzuschenken. Die letzte Aussage des Patienten
gehört ebenso zu seiner Befindlichkeit. Erst gemeinsam ergeben sie das seelische Gesamtzustandsbild.[41]

Das Verhalten der Schwester wird sicher nicht als Paradebei-
spiel einer gelungenen Begleitung gelten können. Aber es ist insofern aussagekräftig, weil dieses Beispiel ein deutliches Licht
auf die innere Spannung und Ambivalenz des Patienten wirft.
Es ist der Patient, der »weiß« und doch nicht weiß, der einerseits die innere Spannung der beängstigenden Ahnungen und
Phantasien kaum aushält, der aber andererseits Angst hat, daß
seine Ahnung bestätigt werden könnte, die ihn damit zu einem
Sterbenden werden ließe. Um diesen Prozeß, in dem Patienten
sich befinden, besser zu verstehen, soll im folgenden andeu-
tungsweise auf das psychoanalytische Konzept der »Abwehr«
eingegangen werden.

Die Funktion der Abwehr

»Abwehr« wird als Begriff von Freud erstmalig 1894 aufgegrif-
fen und bezeichnet zunächst die Abwehr des Ich gegen unangenehme oder unerträgliche Vorstellungen und Affekte.[42] Später,
1926, differenziert er diesen Begriff und setzt ihn gegen den der
Verdrängung ab, der als Unterbegriff eine bestimmte Abwehr-
methode bezeichnet, der nach und nach noch andere zur Seite

gestellt werden, zum Beispiel Introjektion, Identifikation, Projektion, Rationalisierung etc.[43] 1936 greift Anna Freud diese Vorstellungen auf und prägt den Ausdruck »Abwehrmechanismen«[44], der als Oberbegriff für die verschiedenen Abwehrverhalten dienen soll. Solche Abwehrmechanismen finden sich bei allen Menschen, allerdings in unterschiedlicher Ausprägung und Intensität. »Die Abwehrmechanismen gleichen Notfalls- oder Dringlichkeitsfunktionen, die einspringen, wenn die Normalfunktion des Ichs den Konflikt (Triebkonflikt) nicht mehr lösen kann. Sie werden nur in Gefahrensituationen (innere Gefahr) auf ein Angstsignal hin in Bewegung gesetzt – sind aber potentiell ständig vorhandene Bahnen. Sie sind weitgehend automatisiert (daher ihre Bezeichnung als Mechanismen) ... Die Instanz, die die Gefahr wahrnimmt und daraufhin Angst erzeugt, ist das Ich. Demzufolge lassen sich die Abwehrvorgänge vom Ich her nach Angst und Gefahr gliedern.«[45]

Manch einer, der mit schwerstkranken Menschen zu tun hatte oder hat, wird ein Phänomen beobachtet haben, das auf den ersten Blick seltsam anmutet. Während eines Krankenbesuchs spricht der Patient relativ eindeutig über seine Prognosen oder das nahe Ende. Vielleicht nennt er die Dinge sogar deutlich beim Namen, spricht davon, daß er nicht mehr lange zu leben hat. Schon kurze Zeit später kann der gleiche Patient ganz anders sprechen, er kann sehr konkrete Pläne für die nähere Zukunft machen, überlegen, welche Arbeit auf ihn wartet, wenn er nach Hause kommt. Häufig versteht man dann die Welt nicht mehr und reagiert ausgesprochen irritiert. Und genau das ist das, was man in der Tiefenpsychologie »Abwehrvorgänge« nennt. Es sind Leistungen der Seele, die dazu da sind, eine Person vor allzu großen Störungen des inneren Gleichgewichts zu bewahren. Von außen sieht es so aus, als sei diese Reaktion unlogisch. Aber es gibt eine innere Logik, die häufig nicht sofort erkennbar ist. Die Logik solcher »Verhaltensschwenker« liegt darin, daß sich die Seele abschottet, wenn es zu viel oder zu gefährlich wird. Immer dann, wenn eine Person in Gefahr ist, von Angst überflutet zu werden, wird dieser

Mechanismus sozusagen als Notschalter ausgelöst. Er ist deshalb zunächst auch nicht etwas »Unnormales« oder gar Pathologisches. Im Gegenteil sind solche Abwehrmechanismen eine wichtige Hilfe bei der Auseinandersetzung mit oder der Annäherung an eine bedrohliche oder angstbesetzte Wirklichkeit. Wir erleben das auch sonst im Leben, daß jemand sich ganz locker gibt und zum Beispiel eine Prüfung oder die negativen Folgen eines Mißerfolgs verharmlost oder bagatellisiert, weil er große Angst davor hat.

Es ist verständlich, daß eine so gefährliche Situation wie die eigene Lebensbedrohung große Angst und in ihrer Folge Abwehrvorgänge auslöst. Die »Wahrheit« ist für den Patienten derart gefährlich und bedrohlich, daß sie sein seelisches Gleichgewicht völlig durcheinanderbringen kann. Um das zu verhindern, schiebt er die bedrohliche Information von sich, verharmlost sie oder will sie auch gar nicht wahrhaben.[46] Dieser Mechanismus ist – im Gegensatz zum neurotischen Umfeld – ein Verhalten, das als Reaktion auf eine bedrohliche Situation entsteht und sich bei Nachlassen des Angstpegels wieder verändert oder auch gänzlich verschwindet. Im Gegensatz zu E. Kübler-Ross hat sich inzwischen jedoch die Meinung durchgesetzt, daß ein solches Abwehrverhalten nicht nur am Beginn oder bei Bewußtwerden einer lebensbedrohlichen Erkrankung auftritt, sondern daß Abwehrvorgänge den gesamten Krankheitsverlauf mehr oder weniger ausgeprägt begleiten.[47] Insofern sollte jeder, der mit Menschen im Finalstadium zu tun hat, nicht nur darum wissen, sondern auch damit rechnen, daß dieser Mechanismus immer wieder einsetzen kann. Denn nur, wenn man innerlich darauf eingestellt ist und die Hintergründe versteht, ist es möglich, angemessen darauf zu reagieren.

Annäherung an die Wirklichkeit

Der Prozeß der Annäherung an die jeweils neue Wirklichkeit braucht viel Zeit und erfordert von den Beteiligten Geduld, die gerade heute nicht immer aufgebracht wird. Der Begleiter muß darauf vorbereitet sein, daß der Sterbende plötzlich einen radikalen Richtungswechsel vornimmt und zum Beispiel davon spricht, daß er aus dem Krankenhaus entlassen und eine Reise unternehmen wird. Wenn der Therapeut diese vorübergehende Verleugnung toleriert, wird der Sterbende seine Haltung bald wieder aufgeben und zur Realität zurückkehren. Man kann so dem Patienten helfen, durch eine Phase der Verleugnung gut hindurchzukommen. Daß Verleugnung ohne jede Veränderung rigide durchgehalten wird, ist ohnehin relativ selten.

Inzwischen wird häufig gefragt, ob sich nicht schon ein neuer psychologischer »Standard« in bezug auf die Erwartungen an den Patienten herausbildet: der bewußt seine Krankheit akzeptierende Patient – und dies möglichst ohne große emotionale Beteiligung. J. E. Meyer geht davon aus, daß die jeweilige Institution vom Patienten Selbstbeherrschung und Kooperation verlangt.[48] D. H. Novack hat dies bei der Diskussion der Ergebnisse seiner Umfrage von 1979 zu der Frage veranlaßt: »Haben Patienten auch ein Recht zum Nichtwissen?« Es ist keineswegs zu erwarten, daß jeder Patient zu jedem Zeitpunkt seiner Erkrankung zu einer bewußten Annahme seiner Situation fähig ist. Es ist nicht möglich, ein ganzes Leben in kurzer Zeit zu verändern. Der Respekt vor dem Geheimnis und der Würde eines jeden einzelnen Menschen gebietet, diese Situation zu aktzeptieren. Auch R. S. Lazarus, der sich umfassend mit dem Anpassungsverhalten an schwierige Lebenssituationen beschäftigt hat, betont, daß Wahrheit ein lebendiger Prozeß ist, der ständiger Veränderung unterworfen ist.[49]

Einen interessanten Begriff führt der amerikanische Forscher A. D. Weisman in die Diskussion um die Wahrheitsfrage ein, den man kaum übersetzen kann und der genau den Bereich zwischen Wissen und Nichtwissen meint: »middle knowledge«.

»middle knowledge«:
Der Beitrag von Avery D. Weisman

Dieser Begriff markiert eine Zwischenstufe zwischen dem aufgeklärten, bewußt sich mit seiner Krankheit auseinandersetzenden Patienten und dem Kranken, der sich wehrt und versucht, alle Signale oder Anzeichen der bedrohlichen Erkrankung auszuschalten und nicht zur Kenntnis zu nehmen.[50] Beides kann nebeneinander in ein und derselben Person vorhanden sein. »Halbwissen ist unsichere Sicherheit, ein Zwischenstadium zwischen Bewußtheit und Verleugnung.«[51]

Dies ist ein Zustand, der entweder als Durchgangssymptom auftritt oder sich als längere Phase im Krankheitsprozeß erweisen kann. In jedem Fall ist dieser Zustand nur auf dem Hintergrund des sensiblen inneren Gleichgewichts einer Persönlichkeit zu verstehen. »Zu keiner Zeit des Verlaufs einer Krebserkrankung ist die Verbindung zwischen Bewußtheit/Akzeptanz und Verleugnung deutlicher zu sehen als in dem Phänomen des Halbwissens. Das zeigt sich folgendermaßen: Ein Patient in einem fortgeschrittenen Stadium einer Krebserkrankung verhält sich und spricht, als sei alles in Ordnung, obwohl er über seine Erkrankung und deren Auswirkungen voll im Bilde ist.«[52]

A. D. Weisman hat, um seine Ausführungen über die Funktion der Verleugnung im Prozeß der schweren Krankheit und des Sterbens zu systematisieren und überschaubarer zu machen, drei verschiedene Grade der Verleugnung an den Inhalten festgemacht, auf die sie sich beziehen:

81

1. *Ablenkung 1. Grades*: Kranksein oder Diagnose werden verneint.
2. *Ablenkung 2. Grades*: Auswirkungen oder Hintergründe der Erkrankung werden verneint (zum Beispiel eine notwendige Operation wird abgelehnt).
3. *Ablenkung 3. Grades*: Die Aussichtslosigkeit der Erkrankung wird verneint.

Gemeinsam mit Th. P. Hackett macht A. D. Weisman auf einen weiteren Aspekt unter dem Stichwort *» Verleugnung als soziales Geschehen«*[53] aufmerksam. Weisman geht davon aus, daß Verleugnung nicht nur ein intrapersonelles Geschehen ist, sondern ebensosehr ein interpersonelles, daß der Grad der Verleugnung nicht nur zu verschiedenen Zeiten, sondern auch in bezug auf verschiedene Personen unterschiedlich ist. Ähnlich wie Shneidman sieht auch Weisman die Verleugnung nicht statisch, sondern als Prozeß, und damit kommt er meines Erachtens der Wirklichkeit des klinischen Alltags im Umgang mit schwerkranken und sterbenden Menschen deutlich näher als viele andere Modelle.

Wahrheit ist kommunikatives Geschehen

Die alte Frage nach dem Entweder-Oder der Wahrheitsmitteilung erübrigt sich damit. Es geht also nicht um den Austausch von Argumenten, um das Für und Wider einer Wahrheitsmitteilung. Die Aufmerksamkeit muß darauf gerichtet sein, was im Einzelfall nötig ist, an welcher Stelle des Prozesses der Verarbeitung dieser Patient oder diese Patientin steht. Die Verbesserung der Kommunikation zwischen Patient und allen Beteiligten ist das Gebot der Stunde. Wie schlimm es in diesem Bereich aussieht, hat zum Beispiel der Medizinsoziologe J. Siegrist eindrucksvoll belegt. Er weist darauf hin, daß die Unfähigkeit zur

Kommunikation mit der Ohnmacht derer zu tun hat, die im Krankenhaus tätig sind. In der traditionellen Arztrolle geht es darum, dem Patienten in jeder Situation das Gefühl der Sicherheit zu vermitteln, auch für die Bereiche, in denen es Sicherheit gar nicht geben kann.[54] Er interessiert sich für die Frage, wie solche Situationen gestaltet werden, die dann doch unweigerlich das »Bewußtsein des Scheiterns« bei Ärzten hervorrufen. Über die systematische Betrachtung von Stationsarztvisiten und genauer von kleinen Gesprächspassagen, in denen der Patient von sich aus um Informationen bat, versuchte er, dieser Frage nachzugehen. Dabei stellte sich heraus, daß die Beteiligten den Konflikt weitgehend durch asymmetrisches, ungleiches Kommunikationsverhalten lösten, indem sie den Patienten die Gesprächsinitiative entrissen, sie verwandelten, entschärften oder negierten. Er unterscheidet folgende Typen asymmetrischer Aussagen:

1. *Nichtbeachten*. Ein völliges Nichtbeachten fand sich selten, daß zum Beispiel Ärzte versuchten, an den Betten von schwerkranken Patienten vorbeizukommen, ohne anzuhalten. Häufiger dagegen war das Ausbleiben einer bedeutungsvollen Reaktion, wenn Patientenfragen umgangen wurden mit Floskeln wie: »na ja, mal sehen, das wird sich zeigen, dem müssen wir nachgehen« etc.

2. *Adressaten- oder Themenwechsel*. Anstelle einer adäquaten Antwort auf die Frage des Patienten wird vom Arzt entweder einfach das Thema gewechselt, oder er spricht den Patienten gar nicht mehr an, sondern redet mit der Schwester, die bei der Visite anwesend ist, weiter:
Patient: Ist das Blut gut?
Arzt: Wie bitte?
Patient: Das Blut!
Arzt (zur Schwester): Ja, wir kommen nicht darum herum, Montag den Magen zu röntgen.

3. *Beziehungskommentar*. Hier geht es darum, daß der

83

Arzt in einer Antwort scheinbar auf den Patienten eingeht, aber nicht den Inhalt thematisiert, sondern die Frage ganz zurückweist, indem er die Kompetenz des Fragens wie im folgenden Beispiel bestreitet:

Patient: Herr Doktor, haben Sie eine Vermutung, was es sein könnte?

Arzt: Ich vermute nicht, ich sammle Fakten.

4. *Mitteilung funktionaler Unsicherheit*. In solchen Fällen besitzt der Arzt bereits die entsprechende Information. Er weicht einer inhaltlichen Mitteilung aber durch die Angabe von Nichtwissen aus. Ein Patient mit Magenkrebs fragt:

Patient: Ist schon sicher, was ist?

Arzt: Und, äh, ich habe den Kollegen Doktor . . .

Patient: Noch nicht?

Arzt: Äh, mit dem Doktor noch nicht gesprochen, gell.

Bei der Auswertung zeigte sich, daß Typ 2 und Typ 4 die häufigsten Reaktionsweisen waren. Das Ergebnis ist eindrucksvoll: »Bei schwerkranken, lebensbedrohlich erkrankten Patienten reagieren Ärzte viel häufiger mit den beschriebenen asymmetrischen Reaktionen auf die Bitte um Information als bei leichtkranken . . . (92 gegenüber 36 Prozent) Patienten . . . Auf der psychosomatischen Station waren 55 Prozent aller ärztlicher Reaktionen asymmetrisch, in den Kreiskrankenhäusern dagegen 92 Prozent.«[55] Das deutet darauf hin, daß die Frage der Ausbildung der Ärzte eine große Rolle spielt, handelt es sich doch bei den psychosomatischen Stationen um psychotherapeutisch geschulte Internisten.

Ärzte machen sich häufig gar keine Vorstellung von dem, was sie Patienten zusätzlich an emotionalem Leiden zumuten, wie die angeführten Beispiele belegen, die sich aus dem Pflegebereich beliebig erweitern ließen. Die Schwierigkeit für Veränderungen besteht darin, daß mit Schuldzuweisungen an bestimmte Gruppen nichts gewonnen ist. Andererseits wird sich aber nichts verändern, wenn die Bedingungen nicht angesprochen werden – also der Finger auf die Wunde gelegt wird. Nur wer erkennt, was geschieht und wie er/sie reagiert, sich unangemessen oder falsch verhält, wird bereit sein, sein Verhalten »unter die Lupe« zu nehmen und zu verändern. Dies ist sicher auch der Grund dafür, warum sich Veränderungen gerade in diesem Bereich nur sehr langsam vollziehen: weil sie so sehr zu tun haben mit den Ängsten und also auch mit den Widerständen und dem Abwehrverhalten der betroffenen Medizinalpersonen. Es bleibt noch viel zu tun, um solche Verhältnisse zu verändern. Die Ansätze dazu sind bisher wohl eher bescheiden zu nennen.

4. Wie wird man mit der Krankheit fertig?

Beiträge der Bewältigungsforschung für das Verständnis von Verarbeitungsprozessen in Krankheit und Sterben

Entwicklung und Erkenntnisfortschritt der Bewältigungsforschung

Seit Ende der 60er Jahre wird versucht, Tod und Sterben aus der individuellen wie gesellschaftlichen Tabuzone von Verleugnung und Verschweigen wieder herauszuholen. Eng verbunden mit diesem Versuch ist das allseits bekannte Phasenmodell von Elisabeth Kübler-Ross. Sie wurde durch die Veröffentlichung ihres Buches »On Death and Dying« (deutscher Titel: Interviews mit Sterbenden) im Jahre 1969 zu einer Symbolfigur dafür, den Tod wieder gesprächsfähig zu machen und in das Leben zu integrieren. Millionen von Menschen hat sie durch ihre Vorträge, Seminare, ihre Fernsehauftritte und Bücher den Tod wieder zugänglich gemacht und dazu beigetragen, Tod und Sterben aus der individuellen wie gesellschaftlichen Tabuzone von Verleugnung und Verschweigen herauszuholen. Das gelang ihr unter anderem mit dem überschaubaren und leicht verständlichen »Phasenmodell«, mit dem sie Aufmerksamkeit weckte für den prozeßhaften Ablauf und die emotional-affektiven Entwicklungen, die auf dem Weg durch die schwere Krankheit bis zum Sterben zu durchlaufen sind.

Längst jedoch zeigen sich die Schwachstellen dieses Konzepts. Es ist ein viel zu grobes Raster, um die schwierigen und differenzierten Entwicklungen im Laufe des Bewältigungsprozesses bei einem Menschen angemessen nachzuvollziehen. Außerdem besteht die Gefahr, den individuellen und zweifellos einmaligen Sterbeprozeß der jeweiligen Person in ein Schema zu pressen. Es legt die Annahme nahe, als handle es sich beim Sterben eines Menschen um einen linearen Prozeß, der sich in dieser oder ähnlicher Weise bei jedem Menschen vollziehe. Das trifft aber keineswegs zu, da das Sterben eines Menschen so individuell und einzigartig ist, wie es auch sein Leben war. Es besteht die Gefahr, daß sowohl von Mitarbeitern im Krankenhaus wie auch von Angehörigen Sterben mit diesem Modell identifiziert und dann auf eine Person übertragen wird, ohne auf deren individuelle Situation, Geschichte und Erleben zu achten.

Außerdem weisen verschiedene Autoren darauf hin, daß es sich nicht, wie E. Kübler-Ross glauben macht, um ein spezifisches Modell für den Sterbeprozeß handelt, sondern daß es einer psychotherapeutisch orientierten Hilfe für Lebende folgt.[1] Zudem ist dieses Modell überfordert bei der Frage, warum ein Patient seine Situation als Sterbender gut bewältigt und ein anderer überhaupt nicht. Warum haben annähernd gleiche Ausgangspositionen so unterschiedliche Auswirkungen? Ein Modell des Sterbeprozesses ohne Berücksichtigung von individuellen Reaktionsmustern hat deshalb geringen Aussagewert.

Auf der Suche nach weiterführenden Verständnishilfen wird man am ehesten im Bereich der Streßforschung fündig. Das mag zunächst erstaunen, weil Streß eher mit Leben als mit Sterben identifiziert wird. Bei genauerem Hinsehen läßt sich jedoch das, was Patienten im Laufe eines langen, schließlich zum Tod führenden Krankheitsverlaufs erleben und bestehen müssen, sehr zutreffend mit dem Begriff »Streß« erfassen und begreifen – und das in den unterschiedlichsten Phasen immer wieder neu. Das hängt damit zusammen, daß Überraschungs- und Notsituationen, auch wenn sie nur seelisch oder emotional ausgelöst worden sind – zum Beispiel durch Angst –, den Organismus auf Kampf oder Flucht vorbereiten, wie der Physiologe Cannon schon 1934 herausfand. Deutet also eine Person bestimmte Ereignisse als Notfallereignisse, so wird parallel dazu eine körperliche Handlungsbereitschaft mit entsprechenden physiologischen Reaktionen ausgelöst. Dauert die Bedrohung des Organismus an, so müssen auch die Kräfte zur Erhaltung der Abwehrbereitschaft beziehungsweise zur Erhaltung des inneren Gleichgewichts länger aktiv bleiben. Die Störungen, die durch länger andauernde körperliche beziehungsweise seelische Belastungen und Überbelastungen ausgelöst werden können, faßte der Kanadier Hans Selye, ebenfalls ein Physiologe, in dem Begriff des »allgemeinen Adaptionssyndroms« zusammen. Dieses Phänomen wird im Organismus dann ausgelöst, wenn die Anpassung an die ungewohnten Auslösefaktoren, die mit einem hohen Grad an Aktiviertheit des Körpers einhergehen (die durch Anstieg der Herzfrequenz, des Blutdrucks, der Hormonausschüttung zu überprüfen ist), nicht mehr zu leisten ist und der Körper die Reize (Stressoren), die auf ihn einwirken, nicht mehr angemessen verarbeiten kann.

Das Konzept von Selye war noch sehr biologisch-medizinisch ausgerichtet, weil er bei Belastungen des Organismus hauptsächlich physikalische Extrembedingungen wie zum Beispiel extreme Kälte beziehungsweise Hitzeeinwirkungen im Blick hatte, während psychologische Gesichtspunkte als Stressoren kaum eine Rolle spielten. Für weiterführende Untersuchungen blieben aber die drei Stadien des allgemeinen Adaptionssydndroms grundlegend:

1. *Stadium der Alarmreaktion*
Das ist die Phase der Aktivierung des Organismus im Sinne einer Notfallreaktion beziehungsweise Notfallbereitschaft.

2. *Stadium des Widerstandes*
Hier geschieht die eigentliche Anpassungsleistung des Organismus an die streßreichen Bedingungen.

3. *Stadium der Erschöpfung*
Bleibt die streßreiche Situation über längere Zeit bestehen, so daß die Anpassungsleistungen überfordert werden, kommt es zu einer Erschöpfungsphase des Organismus mit einem Zusammenbruch der Regelmechanismen und möglicherweise irreversiblen somatischen Veränderungen.

Sosehr das Streßmodell ein brauchbares Verbindungsglied zwischen physiologischen Vorgängen auf der einen und psychologischen Überlegungen, Psychoanalyse und Psychosomatik auf der anderen Seite schaffte, sowenig blieb man bei den geschilderten Überlegungen stehen. Im Gegenteil konzentrierte sich die Forschung immer mehr auf die Frage, inwieweit das subjektive Erleben der einzelnen Person die Streßsituation beeinflußt. Denn die Streßauslöser werden von verschiedenen Personen jeweils unterschiedlich erlebt – je nach Vertrauen in die eigene Leistungskraft, die Erfahrung mit ähnlichen Situationen, die individuelle Einschätzung, Ehrgeiz und so weiter. Die Situationsbewältigung wird also weitgehend mitbestimmt durch die Bedeutung, die die jeweilige Person ihr gibt. So erlebt zum Beispiel der eine den Freitagabendverkehr in einer Großstadt als »stressig« und nervig, während ein anderer in der gleichen äußeren Situation ruhig und gelassen bleibt. Ähnliche Phänomene können auch auf Krankheitssituationen übertragen werden: Der eine Patient bleibt nach einer Diagnosemitteilung relativ gelassen und wird gut mit der Krankheit fertig, während ein anderer bei einer ähnlich lautenden Diagnose »ganz aus dem Häuschen gerät« und seine seelische Stabilität verliert.

Immerhin waren die Überlegungen in diese Richtung insoweit wirksam, als sich aus dieser Fragestellung heraus eine ganz neue Forschungsrichtung etablierte: die Coping- oder Bewältigungsforschung (englisch coping = Bewältigung). Diese inzwischen sehr ausgeweitete Bewältigungs- oder auch Anpassungsforschung ist in der Lage, recht genau darüber Auskunft zu geben, welche Faktoren darüber bestimmen, ob jemand mit einer stressigen Situation gut oder weniger gut zurechtkommt. Da dies für unser Thema mit Bezug auf Krankheitssituationen von größtem Interesse ist, sollen die Ergebnisse dieser Forschungsrichtung, dessen Hauptvertreter der Amerikaner Richard S. Lazarus ist, hier vorgestellt und eingebracht werden.

In der Klinischen Psychologie vollzog sich parallel dazu eine Wende von einer mehr normativen Perspektive zu einer, die den individuellen Reaktionen auf streßreiche Situationen mehr Beachtung schenkte. Besonders in der Wahrnehmungspsychologie wurde dies spürbar, etwa mit der Fragestellung: Wie ist es möglich, daß ein und dieselbe Umweltsituation von verschiedenen Personen unterschiedlich wahrgenommen, erinnert und interpretiert wird? Man vermutete, daß dies mit den unterschiedlichen Überzeugungen oder Denk- und Anpassungsstilen zusammenhängen könne. »Während 1950 etwa das Bewältigungsverhalten nahezu einhellig als Folge einer Emotion und diese wiederum als Triebzustand betrachtet wurde, argumentieren wir heute, daß Emotionen (und Streß) das Resultat von Kognitionen sind, das heißt das Ergebnis dessen, wie eine Person ihre Beziehung zur Umwelt bewertet oder konstruiert.«[2] In den Vordergrund des Interesses trat die verstandesmäßige Reaktion, also die Denkprozesse, mit der die Person eine neue und für sie streßreiche Situation für sich einschätzt. In dieser Zeit wurde auch der Begriff »kognitive Wende« geprägt.

In der Folge richtete sich das Interesse der Forscher zunehmend auf die Frage, ob auch kritische Lebensereignisse – sogenannte Life events (daher der Begriff Life-event-Forschung) –, denen eine Person ausgesetzt ist (zum Beispiel Tod eines Angehörigen), ähnliche Auswirkungen auf den Organismus haben, also einen Streßfaktor darstellen und schädigende beziehungsweise krankheitsauslösende Wirkung haben können. Der Hauptgedanke dabei war, daß kritische Ereignisse im Leben eines Menschen, vor allem dann, wenn sie plötzlich und überraschend auftreten, infolge ihrer langanhaltenden Effekte zur Verringerung der körperlichen Widerstandskraft führen und damit negative Wirkung haben beziehungsweise den Ausbruch von Krankheiten beschleunigen können. Ergebnisse dieser Forschungen waren Tabellen, in denen die Schädlichkeit bestimmter Lebensereignisse in eine Rangfolge gebracht wurde. So stand der Tod eines Ehepartners mit hundert Punkten an erster Stelle, während Weihnachten mit zwölf und kleinere Gesetzesverstöße mit elf Punkten am Ende dieser Liste rangierten.[3]

Auf diese Forschungsergebnisse folgten viele kritische Anfragen. So ist bis heute unklar, was genau kritische Lebensereignisse im Organismus auslösen, ob sie tatsächlich eine direkte negative Auswirkung auf den Organismus haben. Vor allem aber wird bezweifelt, ob sich jedes Ereignis bei jedem Menschen in gleicher Weise auswirkt. Deshalb geht man heute davon aus, daß kritische Lebensereignisse allein kaum für den

Ausbruch von chronischen Krankheiten verantwortlich sein können, sondern daß Krankheitsrisiken vermutlich ebenso stark beeinflußt werden durch individuelle Faktoren, zum Beispiel das körperliche oder psychologische Befinden eines Menschen. Deshalb wurde vorgeschlagen, die Zusammenhänge differenzierter zu sehen, indem man bestimmte Ereignisse stärker subjektiv wertet, sich also mehr dafür interessiert, wie jemand das Ereignis für sich persönlich wahrnimmt, wertet und einschätzt – positiv oder negativ. So kann beispielsweise der nächtliche Lärm eines Autos und eine lebhafte Verabschiedungsszene vor dem Haus für die Mutter, die ihre Tochter erwartet, eine Beruhigung, das heißt positiv sein, während sich ein Nachbar, der aufwacht und sich in seiner nächtlichen Ruhe gestört fühlt, ärgert und dieses Ereignis negativ bewertet. Wichtig sei dabei ferner, Lebensereignisse danach zu unterscheiden, ob sie mit oder ohne Kontrollmöglichkeit von einer Person erlebt werden. Zudem war man der Meinung, auch die ausgleichende Bedeutung angenehmer Ereignisse (sog. uplifts) in die Überlegungen miteinbeziehen zu müssen.

Die Erkenntnisse der neuen Forschungsrichtung wurden von anderen Wissenschaften, zum Beispiel der Medizin, kaum beachtet. Dies lag wohl weniger daran, daß die Überlegungen und Ergebnisse nicht plausibel genug gewesen wären, sondern vielmehr daran, daß man keine geeignete Handhabe hatte, etwas mit diesen Ergebnissen anzufangen. Der Mediziner zum Beispiel konnte seinem Patienten immer noch nicht sagen, worauf es ankam, was er tun könne und wo er ansetzen müsse, um mit dem Streß seiner Erkrankung besser fertig zu werden. Den bisherigen Konzepten fehlten wesentliche Aspekte zur Umsetzung.

Erst Richard S. Lazarus gelang der Durchbruch zu einem umfassenden Verständnis der menschlichen Anpassungsvorgänge und ihrer Störungen durch zwei Gesichtspunkte:

1. Lazarus entdeckte, daß ein wesentlicher Baustein des Bewältigungsprozesses darin liegt, wie die Person eine bestimmte

Situation für sich erlebt, also subjektiv und vom Kopf her einschätzt (was als kognitives Bewertungsmuster bezeichnet wird).
2. Er erkannte, daß die Frage, über welche Formen und Quellen der Bewältigung von schwierigen Situationen eine Person verfügt beziehungsweise ob diese überhaupt vorhanden sind, eine besondere Rolle spielt.

Die Ergebnisse der Untersuchungen von Lazarus können helfen, einzelne Schritte und Teilabschnitte dieses inneren Prozesses zu verstehen und nachzuvollziehen, der sich sowohl im Erleben der betroffenen Person ausdrückt als auch in ihrem Verhalten und in ihren Handlungen. Damit ist die Chance gegeben, schwerkranke Patienten besser zu verstehen und sie intensiver auf ihrem Weg zu begleiten. Das bedeutet: Wenn wir die Abläufe und Mechanismen kennen, die darüber entscheiden, ob jemand gut oder schlecht durchkommt, dann erhöht sich die Chance, helfend einzugreifen, Defizite auszugleichen und fehlerhafte *Entwicklungen* zu korrigieren. Das Konzept, das sowohl für kurzfristige Anpassungsprozesse gilt, wie sie uns im täglichen Leben immer wieder zugemutet werden, als auch für solche, die längere Zeit in Anspruch nehmen, soll in seinen Grundzügen hier vorgestellt werden.

Bewältigungsforschung bei Richard S. Lazarus

Das Modell von R. S. Lazarus wird in der neueren Literatur am häufigsten zitiert und vermag auch unzweifelhaft die hochkomplexen Anpassungsprozesse im Bereich des menschlichen Verhaltens am differenziertesten zu beschreiben. Bereits in den 50er Jahren beschäftigte er sich mit Überlegungen und Untersuchungen zu psychischem Streß und seiner Bewältigung. Damals wurde in der Psychiatrie und der Klinischen Psychologie Streß als etwas betrachtet, das normale Verhaltensabläufe bei Menschen unterbricht und über die Angst zu pathologischen Formen der Anpassung führt, zum Beispiel zu Verdrängung, Verleugnung, Isolation, Rationalisierung oder Projektion, die eine Verzerrung oder Zerstörung des Realitätsbezuges zur Folge haben. Intensive und länger dauernde Streßbelastungen hielt man für die Ursache von psychopathologischen Erscheinungen, die bei labilen Personen zu unangepaßten und deshalb unangemessenen Verhaltensformen führten. Man ging davon aus, daß diese pathogenen Zustände primär durch intrapsychische Vorgänge, Konflikte und Störungen und weniger durch äußere Faktoren bestimmt waren.[4]

Das leitende Interesse von R. S. Lazarus lag darin, herauszufinden, nach welchen allgemeinen Gesetzlichkeiten stressende Einflüsse die Funktionstüchtigkeit von Menschen beeinträchtigen. Die traditionelle Reiz-Reaktions-Auffassung in der Streßforschung erwies sich dafür nicht als brauchbares Werkzeug. »So mußten wir unsere ursprüngliche Fragestellung ändern, und wir glaubten, niemals verstehen zu können, in welcher Weise Streß das Leistungsvermögen beeinflußt, solange wir nicht die individuellen Differenzen als vermittelnde Faktoren der Reaktion auf Streß erzeugende Bedingungen einbezogen.«[5] Lazarus nimmt sowohl für kurzfristige Anpassungsprozesse als auch für die, die längere Zeit in Anspruch nehmen, zum Beispiel Trauerprozesse nach dem Tod wichtiger Bezugspersonen, dauernde Veränderungen im Person-Umwelt-Gefüge an. Ja, er postuliert sogar die Notwendigkeit zu immer neuen Anpassungsprozessen über die gesamte Lebensspanne hinweg.[6] Was R. S. Lazarus gegenüber bisherigen Ergebnissen entscheidend weitergebracht hat, war die Einsicht, daß die bisher erfaßten Lebensereignisse ein viel zu grobes Raster sind, um zu erfassen, was sich im täglichen Leben wirklich abspielt. Das heißt, wenn man streßreiche Erfahrungen annähernd realitätsgerecht erfassen will, dann darf man nicht nur auf die großen und entscheidenden Ereignisse schauen, sondern muß die vielen kleinen

Widrigkeiten des Alltags, mit denen jeder fertig werden muß, miteinbeziehen. Zu solchen Widrigkeiten könnten zum Beispiel zählen: etwas zu verlieren, schlechtes Wetter im Urlaub zu haben, aber ebenso auch unangenehme Wortwechsel, Vorwürfe von seiten der Kinder beziehungsweise des Ehepartners oder zu wenig Zuwendung an Zeit und Aufmerksamkeit zu bekommen. Umgekehrt gehören zu den kleinen Freuden des Alltags, die solche frustrierende Erfahrungen zum Teil wieder ausgleichen können, durchaus so normale Dinge wie gut geschlafen zu haben, gute Nachrichten zu erhalten, einen aufmunternden Brief von einem befreundeten Menschen zu bekommen. Weitere Untersuchungen haben bestätigt, daß diese Überlegungen richtig waren und Untersuchungen ohne die Einbeziehung der alltäglichen Widrigkeiten wenig Aussagekraft zum Beispiel über eine Risikodisposition der betreffenden Person beinhalten.[7] Deshalb verwundert es nicht, wenn D. Golemann schreibt: »Richard S. Lazarus ... gehört zu jener ersten Generation von klinischen Psychologen, die nach dem Zweiten Weltkrieg in Erscheinung traten ... Seine Arbeiten haben einen wichtigen Beitrag zu jener Grundlagenforschung geleistet, aus der sich explosionsartig die sogenannten kognitiven Therapien entwickelten. Wissenschaftler ..., die sich mit der Rolle der Kognition bei der Bewältigung von Angst und Depression beschäftigen, haben Lazarus viel zu verdanken.«[8]

Das transaktionale Streßkonzept

R. S. Lazarus geht davon aus, daß Streß für eine Person dann entsteht, wenn sie in eine schwierige oder kritische Situation gerät, die die Möglichkeiten der körperlichen und/oder psychischen Bewältigungsmechanismen herausfordern oder übersteigen. Er geht ferner davon aus, daß Streß nicht nur als Reiz von außen verstanden werden kann (zum Beispiel Hitze) noch ausschließlich als Antwort des Organismus auf diesen Reiz. Für ihn steht fest, daß sowohl die objektiven Merkmale einer Situation als auch die subjektive Einschätzung ihrer Gefährlichkeit durch die betroffene Person sowie die der Person zur Verfügung stehenden Möglichkeiten, mit dem Problem oder der Situation fertig zu werden, mitberücksichtigt werden müssen. Diese drei Faktoren sind in einem ständigen Wechselspiel zu sehen und bedingen das Ausmaß der Streß-Reaktion. Das ist auch der Grund dafür, warum Lazarus den Begriff »Transaktion« gebraucht und nicht von Interaktion spricht, welcher an eine kausale Kette von gezielter Abfolge denken ließe. »Psychologischer Streß liegt weder in der Situation noch in der Person, er ist die Folge einer Wechselwirkung zwischen beiden und hängt davon ab, wie jemand ein Ereignis einschätzt und wie er damit fertig wird . . . Wichtig ist, wie er die Situation wahrnimmt . . .«[9]

Lazarus mißt dabei der Frage die entscheidende Bedeutung zu, wie eine Person für sich die Situation einschätzt. Wenn zum Beispiel eine Frau einen Knoten in ihrer Brust tastet, dann hängt von der Bedeutung, die sie dieser Entdeckung gibt, entscheidend die weitere innere und äußere Reaktion ab. Hat eine Frau überhaupt kein medizinisches Vorwissen – was es durchaus gibt –, dann wird sie dieser Entdeckung möglicherweise keinerlei weitere Aufmerksamkeit widmen, sie als für ihr Wohlbefinden irrelevant einschätzen und zur Tagesordnung übergehen – bis sich vielleicht weitere Beschwerden einstellen und sie auf diese Weise hellhörig wird. Die meisten Frauen werden jedoch alarmiert sein bei solch einem Tastbefund und einen Arzt aufsuchen. Stellt sich der Knoten nach weiteren Untersuchungen als harmlose Zyste heraus, kann die Alarmierung aufgehoben werden, weil von diesem Ereignis keine weitere schädigende Wirkung erwartet wird. Die streßreiche Situation ist damit beendet. Stellt sich der Knoten jedoch als bösartig heraus, ist damit eine neue streßreiche Situation entstanden, die ihrerseits neu eingeschätzt und bewertet wird und entsprechend der getroffenen primären Einschätzung (gefährlich) neue Bewältigungsanstrengungen herausfordert.

Die Bedeutung der subjektiven Einschätzung für das Krankheitsgeschehen und ihrer Folgen wird deutlich am Fall einer Patientin, die sechs Jahre lang einen gravierenden Befund von Brustkrebs verheimlicht hatte. Ein halbes Jahr nach dem Tod ihres Ehemannes stellte sie einen Knoten fest, den sie vor sich selbst herunterspielte nach dem Motto: »Es wird schon nichts Schlimmes sein.« Die nächste Stufe der Einschätzung bei einer deutlich wahrnehmbaren Vergrößerung (in der Trauerphase) hieß: »Wenn ich denn daran sterben soll, dann ist es gerade recht, dann folge ich bald meinem Mann nach.« Nachdem die Brust inzwischen aufgebrochen war (zu einer Zeit, als sie sich innerlich wieder dem Leben zugewandt hatte), bekam sie große Angst, daß mit diesem riesigen Befund ihr Leben ernsthaft bedroht sei. Sie nahm daraufhin die Brust möglichst nicht mehr zur Kenntnis, schaute sich nicht mehr im Spiegel an und schätzte für sich das Ganze als nicht so schlimm ein, also als irrelevant/neutral für ihr weiteres Wohlbefinden. Erst als sie nach einem Sturz zu Hause mit einem Oberschenkelhalsbruch im Krankenhaus behandelt werden mußte, wurde der schlimme Befund entdeckt und eine sofortige Operation eingeleitet. Da sich inzwischen Metastasen im Kopf und im Lendenwirbelbereich gebildet hatten, wurde ihre Situation als lebensbedrohlich angesehen. Die durch die Angst gesteuerte falsche Bewertung »es wird schon nicht so schlimm sein« kann also das Leben kosten.

In diesem Fall wird die Funktion der primären Bewertung im Sinne des »alles in Ordnung« oder »es wird schon nicht so schlimm sein« sehr schnell deutlich: Sie soll eine beruhigende Wirkung haben. Die Angst läßt hier keine angemessene Bewertung zu, weil die Sorge um Bedrohung oder Verlust (der Brust) allzu hoch war. Deshalb kann es zu keiner sekundären Bewertung im weiteren Sinn des »wie kann ich die Bedrohung nun am besten bestehen« kommen. Offenbar war kein großes Vertrauen in die Möglichkeiten der eigenen Bewältigungsfunktionen gegeben. Insgesamt ist ein solches Verhalten der Selbstberuhigung in der Phase der primären Bewertung gar nicht selten.

So wird zum Beispiel immer wieder von Herzpatienten geschildert, daß sie sich nach einem Infarkt erst einmal kräftig körperlich belasten, um sich zu beweisen, daß ja »nichts Gravierendes« passiert sein kann.

Primäre Bewertung

Lazarus versteht unter primärer Einschätzung jenen Vorgang, »innerhalb dessen die Bedeutung einer Transaktion mit der Umwelt für das eigene Wohlbefinden eingeschätzt wird«.[10] Weil die primäre Bewertung durch eine Person dazu dient, eine zunächst generelle Orientierung für eine neue Situation zu erreichen, kann diese erste Orientierung nach drei Seiten hin ausfallen: 1. irrelevant, 2. günstig/positiv oder 3. stressend.

Wird ein Vorgang als *irrelevant* betrachtet, so kann man sozusagen zur Tagesordnung übergehen – es sind keine Auswirkungen auf das Wohlbefinden zu erwarten. Jedoch kann diese Haltung jederzeit durch das Auftreten neuer Reize oder Überlegungen verändert werden.

Die Einschätzung eines Ereignisses oder Zustandes als *günstig/positiv* bedeutet: Es ist alles in Ordnung – man fühlt sich sicher – beziehungsweise beurteilt die Lage der Dinge positiv – man kann sich entspannen oder sich anderen relevanten Dingen zuwenden. Anpassungs- oder Bewältigungsleistungen sind nicht gefordert. Es kann allerdings Hinweise darauf geben, daß dieser Zustand nur begrenzt ist oder daß man etwas tun muß, um diesen Zustand zu erhalten. Ein solcher Zustand kann sich also mit leichter Bedrohung verbinden, was durchaus dem normalen Muster im menschlichen Alltag entspricht.

Wird jedoch eine Situation oder ein Ereignis als *bedrohlich/stressend* eingeschätzt, kann diese Art der Einschätzung wiederum auf drei verschiedene Weisen erfolgen:

a. *Schädigung/Verlust* bezeichnet etwas, das bereits eingetreten ist als Erschütterung des eigenen Selbst- oder Weltbildes,

des Selbstwertgefühls, zum Beispiel Kränkung im Bereich der sozialen Anerkennung, als zwischenmenschlicher Verlust oder auch als Verlust eines Körperteils (zum Beispiel der Brust nach Amputation) oder einer Körperfunktion (zum Beispiel als Verlust der sexuellen Potenz).

b. *Bedrohung* bezeichnet eine Schädigung oder einen Verlust, der noch nicht eingetreten ist, aber bereits vorweggenommen wird. Vorwegnehmende Bewältigung schließt andere Gesetzmäßigkeiten ein als die Bewältigung einer Schädigung, die bereits eingetreten ist.
a und b können sich aber auch miteinander verbinden. Dies kommt oft bei schweren, beeinträchtigenden Verletzungen oder Operationen vor.

c. *Herausforderung* unterscheidet sich von der vorhergehenden Kategorie wohl am ehesten durch die Überzeugung der betroffenen Person, daß sie ein Ereignis meistern oder durchstehen kann aufgrund der Umweltdisposition und der eigenen Bewältigungsfähigkeit und daß dies mit positiven Folgen verbunden sein wird. Es gibt Personen, die eher zu »Herausforderung« als zu »Bedrohung« neigen. Es kann also sein, daß der gleiche Auslöser bei einer Person zur kognitiven Bewertung »Bedrohung« führt, bei einer anderen aber zu der Bewertung »Herausforderung«.

Sekundäre Bewertung

Während die Bedeutung der ersten Bewertung in der Einschätzung lag: »Ist alles in Ordnung, oder bin ich in Schwierigkeiten?«, bezieht sich die sekundäre auf die *Bewertung der Bewältigungsmöglichkeiten.* Die Person muß nunmehr analysieren, mit welchem Bewältigungsverhalten sie dem Problem oder der Gefahr am besten begegnen kann, welche Möglichkeiten es grundsätzlich gibt und welche ihr zur Verfügung stehen. Denn ist in der ersten Einschätzung »Gefahr« signalisiert worden,

100

muß nun die Situation richtig eingeschätzt, müssen Informationen abgerufen werden, zum Beispiel, ob Ähnliches schon vorgekommen ist und was damals geholfen hat. Hier läuft nun ein hochkomplexer Prozeß ab – teils bewußt und gezielt, teils unbewußt und automatisch. Es muß eine Entscheidung getroffen werden für ein bestimmtes Bewältigungsverhalten, und es muß auch gleich wieder das Risiko einbezogen werden, welches das eine oder andere Verhalten oder Reagieren mit sich bringt.

Primäre und sekundäre Einschätzung sind untrennbar miteinander verbunden und wirken auch wieder aufeinander zurück. Wenn etwa eine Herausforderung gemeistert werden konnte, fühlt man sich nicht länger bedroht. Konnte jedoch eine Bedrohung nicht abgewendet werden, besteht sie fort und zieht als Konsequenz einer neuen primären und sekundären Einschätzung möglicherweise eine andere Reaktion und einen anderen Bewältigungsversuch nach sich. Am Beispiel einer Krebserkrankung sollen die unterschiedlichen Fakten einer sekundären Einschätzung deutlich gemacht werden:

Eine Patientin in der Frauenklinik fiel nach der Mitteilung ihrer Diagnose – Brustkrebs mit Metastasen – durch eine zunehmend deprimierte Haltung auf. Sie wurde wortkarg und einsilbig, aß kaum noch und zog sich immer mehr zurück, so daß kaum noch jemand an sie herankam – weder von den Mitpatientinnen noch vom Stationsteam. Wie sich später herausstellte, hatte sie die Mitteilung Metastasen gleichgesetzt mit Lebensende. Da sie auch aus der – nicht guten – familiären Situation keine Unterstützung erwartete, hatte sie sich innerlich aufgegeben. – Im selben Zimmer lag eine Patientin, die ihre zweite Chemotherapie bekam. Vor der Behandlung hatte sie zwar einige schlaflose Nächte gehabt, und sie fürchtete sich vor den mehr als unangenehmen Begleiterscheinungen dieser Therapie. Aber sie sagte: »Ich weiß ja, wozu ich das tue. Ich lebe gern, und ich muß jetzt da durch. Außerdem weiß ich, daß ich in guten Händen bin. Ich werde es schon schaffen.«

Die sekundäre Bewertung im ersten Beispiel verstärkt die primäre, daß alles hoffnungslos ist. Depressive Gefühle und

Handlungsblockierung sind mögliche Folgen. Im zweiten Beispiel findet die Patientin in der sekundären Bewältigung jedoch Hinweise für hoffnungsvolle Perspektiven. Dahinter steht die Überzeugung, daß ihr geholfen werden kann, was Hoffnung mobilisiert und vermutlich ihre Bereitschaft zur Mitarbeit in der Therapie deutlich erhöht. Sie wird voraussichtlich auch besser dran sein, was die Zuwendung der Mitarbeiter angeht, weil ihre Bereitschaft zur Mitarbeit hoch ist, während im anderen Fall die depressive und hoffnungslose Haltung der Patientin auch auf die Umwelt wirkt und bei den Mitarbeitern Gefühle von Hilflosigkeit auslöst, was sie häufig mit Rückzug beantworten.

Bewältigungsfunktionen

Fragt man nach dem Sinn beziehungsweise dem Ziel von Bewältigungsverhalten, so kann man es wohl am besten als den Versuch bezeichnen, einen Zustand inneren Gleichgewichts, der für eine Person verlorengegangen ist, wiederherzustellen und mit einem Problem oder einer Schädigung möglichst ohne hohe Investition an Kraft und Energie fertig zu werden und weitgehend destruktive Folgen zu vermeiden.

Bewältigungsverhalten sollte möglichst den Umständen angemessen sein, was eine gewisse Variationsbreite bei der betroffenen Person voraussetzt, um beim Mißerfolg eines Bewältigungsversuchs auf eine andere Form überzuwechseln. R. S. Lazarus berichtet beispielsweise von Befragungen, die er am Tag vor kleinen Operationen bei Patienten durchgeführt hat. Zwei Bewältigungsstrategien zeigten sich vorrangig: gespannte Aufmerksamkeit (Patienten in Alarmbereitschaft, die alles genau wissen wollten, um die Situation in den Griff zu bekommen), auf der anderen Seite Verleugnung (Patienten, die weder an die Krankheit noch an die Operation denken wollten und die davon überzeugt waren, daß sie bei ihrem Arzt gut aufgehoben seien). Als Ergebnis stellte sich heraus, daß die, die nicht so viel wissen wollten, früher das Krankenhaus verließen, kaum Beschwerden hatten und weniger ängstlich waren.[11] R. S. Lazarus erklärt dieses Ergebnis damit, daß in einer solchen Situation ein aktiver Bewältigungsstil fehl am Platz ist, weil der Patient sowieso nicht viel tun kann oder auch tun soll und deshalb verleugnen besser hilft, gut durchzukommen.

Auch an diesem Beispiel wird noch einmal deutlich, daß Verleugnung als Bewältigungsmodus in bestimmten Situationen durchaus seine Bedeutung im Sinne eines beruhigenden Effekts haben kann. Wird dieser eine Bewältigungsmechanismus jedoch als alleiniger rigide durchgehalten, kann er sich ins Gegenteil verkehren, und aus der hilfreichen entsteht eine gefährliche Situation, wie am Beispiel der Patientin gezeigt wurde, die ihren Brustkrebs auch bei deutlichen Krankheitsanzeichen nicht zur Kenntis nehmen wollte und versuchte, allein mit Verleugnung durchzukommen. Ziel einer guten Anpassung wird es deshalb sein, flexibel zu bleiben und zu einer anderen Haltung überzuwechseln, wenn der gewählte Bewältigungsstil nicht zum Erfolg führt.

Dementsprechend ist Bewältigungsverhalten gewöhnlich nicht einlinig angelegt, sondern als Anstrengung einer Person sowohl auf *gedanklicher* als auch auf *verhaltensmäßiger* Ebene zu verstehen, um Anforderungen von außen, innere Anforderungen oder Konflikte zwischen beiden zu meistern. Das Ziel solcher Bewältigungsprozesse kann auf der einen Seite sein, die problematische *Situation zu verändern oder aufzuheben.* Auf der anderen Seite ist aber häufig ein zweites Ziel ebenso wichtig: *sich selbst zu beruhigen und die körperliche und seelische Erregung in Grenzen zu halten.* Soll eine Bewältigungsfunktion effektiv sein, schließt sie üblicherweise beide Aspekte mit ein. In einer wissenschaftlichen Untersuchung von Lazarus und Folkman konnte gezeigt werden, daß erwachsene Personen bei ca. 98 Prozent aller Streßereignisse, an die sie sich innerhalb eines Jahres rückblickend erinnerten, beide Bewältigungsstrategien einsetzten.[12]

Diese beiden Grundfunktionen von Bewältigung werden im wesentlichen durch vier prinzipielle Formen der Bewältigung realisiert, die zur Verfügung stehen, um streßhafte Situationen beziehungsweise Transaktionen zu meistern. Es handelt sich dabei um 1. Informationssuche, 2. direkte Aktionen, 3. Aktionshemmung, 4. intrapsychische Verarbeitung.[13]

Informationssuche

Informationssuche kann die Funktion haben, Grundlagen zu liefern für eine Handlung zur Änderung der Transaktion, sie kann aber auch dazu bestimmt sein, eine Situation durchschaubarer und damit kontrollierbarer zu machen und auf diese Weise das Wohlbefinden der Person zu heben oder auch zu einer angemessenen Einschätzung der entsprechenden Situation zu kommen. Auf diese Weise wird häufig schon eine Erleichterung erreicht. Auch die Suche nach einseitigen, die eigene Einschätzung stützenden Informationen gehört hierher, ebenso der Mechanismus, durch Beschönigung oder Linderung negative Seiten seines Wissens oder der verfügbaren Informationen zu übersehen. Wenn sich eine Situation nicht verändern läßt, kann der Zustand der Unsicherheit dazu beitragen, Hoffnung und Wohlbefinden und das Interesse am Leben aufrechtzuerhalten. Dies hat besondere Bedeutung für Patienten in terminalen Krankheitsprozessen, die bisweilen auf diese Weise ihr seelisches Gleichgewicht wenigstens einigermaßen stabilisieren können.

Direkte Aktionen

Unter »direkte Aktionen« werden all diejenigen Aktivitäten gefaßt – ausgenommen die Kognition –, mit denen Menschen versuchen, streßreiche Situationen durch unmittelbares Handeln in den Griff zu bekommen. Sie können die eigene Person im Blick haben oder die Umweltsituation, weil ja die Veränderung von jedem der beiden Anteile potentiell die streßreiche Situation verändern und erleichtern kann. Sie können instrumentell sein, also zum Beispiel dazu dienen, Vorkehrungen zu treffen, um sich vor Naturgewalten zu schützen, oder sie können darauf gerichtet sein, die eigenen Emotionen zu regulieren oder zu beschwichtigen, indem man sich etwa Tabletten besorgt oder autogenes Training durchführt.

Aktionen können das Ziel haben, vergangene Kränkungen oder Verluste zu bewältigen, indem man sich in die Arbeit stürzt, oder sie können sich auf künftige Bedrohungen beziehen. Im Grunde gehört jede Art von Aktivität dazu, die die Funktion hat, zum Bewältigen einer streßreichen Transaktion beizutragen – egal, ob es um das Ausleben von Ärger geht, um die Suche nach Revanche, um eine Flucht vor realen oder phantasierten Anforderungen – ob es sich um einen Selbstmordversuch handelt oder ob man versucht, eine neue Beziehung anzuknüpfen.

Aktionshemmung

Daß auch die Kategorie »Aktionshemmung« zu den Bewältigungsformen gehört, will auf den ersten Blick nicht unbedingt einleuchten. In Wirklichkeit ist es aber so, daß die Unterdrückung eines Handlungsimpulses eine angemessene und effektive Art der Anpassung sein kann. So wird es nicht in jeder Situation günstig sein, zum Beispiel Wut oder Ärger auszudrükken oder auszuleben. Um eines anderen Handlungszieles willen kann es im Gesamtzusammenhang besser sein, diesen affektiv gefärbten Handlungsimpuls lieber zu unterdrücken, um etwa die Zuwendung des Personals im Krankenhaus nicht zu verlieren.

Intrapsychische Verarbeitung

Diese Kategorie umfaßt – kurz gesagt – alles, was eine Person zu sich selbst sagt beziehungsweise was sie sich einredet, das heißt alle kognitiven Prozesse, die dazu dienen sollen, Emotionen zu regulieren und das Wohlbefinden zu steigern oder zu erhalten. Hierher gehören ebenso alle Formen der Aufmerksamkeitslenkung wie etwa Meidung und der Versuch, sich von einer Bedrohung zu distanzieren, um auf diese Weise das Gefühl der Kontrolle über eine Situation zu erhalten. Intrapsychische Bewältigungsformen umfassen auch alle Mechanismen der Selbsttäuschung beziehungsweise Abwehrmechanismen wie Verleugnung, Projektion und Reaktionsbildung, aber auch Isolierung und Intellektualisierung. Diese Bewältigungsformen sind meist lindernder Art, indem sie das Wohlbefinden der Person steigern und die emotionale Belastung reduzieren. Diese Bewältigungsform ist ebenfalls offen auf Vergangenheit oder Zukunft hin (oder auch auf die Neuinterpretation eines Ereignisses in der Gegenwart), und sie kann wiederum auf die eigene Person bezogen sein (»Auch wenn ich in dieser Situation versagt habe, bin ich eigentlich doch ganz in Ordnung«) oder auf die Umwelt (»Diese Situation ist nicht gefährlich für mich«).

Aufgrund von Untersuchungen führen Francis Cohen und Richard S. Lazarus für den Krankheitsprozeß eine neue, besonders wichtige fünfte Bewältigungsform ein:

Hinwendung zu anderen

Es ist leicht einsichtig, daß in der Krankheitssituation, in der viele innere und äußere Stabilitäten bedroht sind oder ganz wegfallen, das Aufrechterhalten von befriedigenden menschlichen Kontakten für das Lebens- und Selbstwertgefühl des Patienten von herausragender Bedeutung ist. Gemeint ist hier als Bewältigungsform das bewußte Suchen, Aufrechterhalten und Nutzen von sozialer Beziehung, gleich, ob sich dies auf familiäre oder freundschaftliche Kontakte bezieht oder auf Kontakte zu Ärzten und Krankenpflegepersonal.

Die Wahl der Bewältigungsform

Welche der oben geschilderten Bewältigungsformen letztlich dann von einer Person gewählt werden, hängt von sehr unterschiedlichen Faktoren ab. Vier dieser Faktoren nennt R. S. Lazarus ausdrücklich:

1. Ein hoher Grad der *Ungewißheit oder Mehrdeutigkeit.* Die Ungewißheit führt aller Voraussicht nach eher zur verstärkten Informationssuche und weniger zur direkten Aktion. Wenn man allerdings auch nicht herausbekommt und nicht voraussagen kann, wann was mit welchen Folgen passieren wird, dann wird die Person auf intrapsychische Reaktionen wie Leugnung, Vermeidung oder ähnliches ausweichen müssen. Die Alternative hieße sonst: chronische und vielleicht sich steigernde Angst zu ertragen. Dies dürfte vor allem in der progredienten chronischen Erkrankung von Bedeutung sein.

2. Wenn der Grad der *Bedrohung stark ansteigt,* scheint dies zunehmend zu verzweifelten und primitiven Bewältigungsformen anzuregen, zum Beispiel zu Wutausbrüchen, Panik oder Abwehrmechanismen, auch wenn realistischere und flexiblere Bewältigungsformen weiterhelfen würden.

3. *Konflikte* sind deshalb so schwierig, weil sie eine Lösung ohne Schaden nicht zulassen. Denn wenn man in die Richtung des einen Impulses handelte, würde das die Vereitelung des anderen nach sich ziehen. Deshalb ist unter einem Konflikt psychologischer Streß unvermeidbar. Dierekte Aktion ist als Bewältigungsform praktisch lahmgelegt. Die Person kann lediglich auf intrapsychische Bewältigungsmechanismen zurückgreifen.

4. *Hilflosigkeit.* Eine Schädigung oder ein Verlust, der schon
eingetreten ist, und unvermeidbare künftige Schädigungen
können nicht durch Aktionen verhindert werden, man muß sie
akzeptieren, tolerieren oder neu interpretieren. Die Einsetzung
der Bewältigungsform »sekundäre Bewertung« hängt ja davon
ab, daß man durch die sekundäre Bewertung zu dem Schluß
kommt: Ich kann etwas tun..., um zu vermeiden, daß eine
künftige Schädigung eintritt. Wenn aber Hilflosigkeit sich weiter zur Hoffnungslosigkeit steigert, gerät man in einen Zustand
völliger Lähmung jeglicher Aktion und reagiert auf der emotionalen Ebene entsprechend mit Gefühlen von Depression.[14]

Die Relevanz der neuen Erkenntnisse für die Patientenbegleitung

Lazarus veranschaulicht und systematisiert sehr detailliert –
und das entspricht auch dem heutigen Stand der Forschung –
das komplexe Gebiet von menschlichen Anpassungsprozessen
unter den Bedingungen von Streß. Menschliches Bewältigungsverhalten wird bei ihm nicht »eingeordnet«, sondern als ein
Prozeß verstanden, der sich immer wieder unter sich wandeln-
den Bedingungen vollzieht. Diese *prozeßorientierte Sicht von
Bewältigung* entspricht meines Erachtens sehr viel mehr der
Realität menschlichen Lebens. Es stellt sich nun die Frage, inwieweit die neuen Erkenntnisse über Bewältigungsprozesse,
und hier insbesondere bei schwerer Krankheit, im klinischen
Alltag helfen können, die psychische Situation des Patienten
richtig einzuschätzen und hilfreich zu begleiten.

Ich habe die Erfahrung gemacht, daß diese Erkenntnis vor
allzu schneller Bewertung im Sinne der Einordnung bewahren
kann, wenn verstehbar wird, daß ein zunächst unverständliches
Sprechen oder Verhalten der Versuch dieses Patienten ist, mit

s e i n e n Mitteln mit der Situation innerlich und äußerlich fertig zu werden. Damit wird eine vorschnelle, häufig negative Wertung solch schwer verständlichen Verhaltens vermieden und die damit üblicherweise verbundene Blockierung einer guten und persönlichen Kommunikation zwischen dem Patienten und seiner Umwelt im Krankenhaus verhindert.

Außerdem kann der Blick für Situationen geschärft werden, in denen der Patient im Bewältigungsprozeß nicht weiterkommt. Bei gezielter Beobachtung und ruhigem Eingehen auf ihn wird man relativ leicht erkennen können, warum er sich so verhält: Liegt es an einer unangemessenen Bewertung oder falschen Einschätzung seiner Situation? Findet er keinen für die Situation angemessenen Bewältigungsstil, oder ist er gar in »seinem« Bewältigungsstil so »festgefahren«, daß ihn das in dieser Situation nicht weiterbringt? Braucht er möglicherweise zusätzliche Informationen, die ihm die Situation durchschaubarer und verständlicher machen?

Gleichzeitig kann das Wissen um die hochkomplexen Anpassungsprozesse Angehörige, Ärzte und Pflegepersonal des Patienten nicht nur entlasten, weil sie die schwierigen seelischen Vorgänge bei Patienten in schwerer Krankheit besser verstehen, sondern sie können auch gezielter wahrnehmen, wie sich der Patient verhält, um dann angemessen auf ihn einzugehen. An einem einfachen Beispiel wird dies deutlich:

Erbittet ein Patient sachliche Informationen zu einem notwendigen Eingriff, dann geht es um etwas anderes, als wenn ein Patient zwar auch eine Frage stellt, aber in einer mehr suggestiven Art: »Nicht wahr, Herr Doktor, ich werde schon wieder aufwachen?« Hinter den Fragen steht nicht nur ein unterschiedliches Interesse, sondern die beiden Patienten haben auch eine sehr unterschiedliche Form der Bewältigung des gleichen Ereignisses »Operation«. Im ersten Fall helfen dem Patienten genaue Informationen, seine Situation einzuschätzen und so seine Angst zu begrenzen. Diesem Patienten hilft das Gefühl: »Ich weiß, was gemacht wird und wie die Operation abläuft.« Ihm würde eine Antwort des Arztes im Sinne des:

»Das kriegen wir schon hin, machen Sie sich keine Sorgen« sicher nicht helfen.

Umgekehrt würden detaillierte Angaben über den Eingriff und den Verlauf der Operation, ihre Risiken und Folgeerscheinungen den zweiten Patienten nur noch weiter ängstigen und vielleicht sogar in Panik versetzen. Dieser Patient signalisiert deutliche Verunsicherung. Er hat Angst! Deshalb braucht der zweite Patient Beruhigung und Trost anstelle genauer Informationen. Das bedeutet: Nur wenn die Verfassung und das Interesse des Patienten genau wahrgenommen werden, kann seine Umgebung auch hilfreich und angemessen reagieren und grobe Fehler bei der Begleitung vermeiden. Auch hier gilt: Ich sehe nur das, was ich »kenne«. Wer um die Hintergründe von Bewältigungs- und Anpassungsprozessen nicht weiß, wird auch nicht mitbekommen, was im Patienten vor sich geht. Oder anders ausgedrückt: Ein hoher Grad an Bewußtheit macht erst eine gezielte und geschärfte Wahrnehmung möglich. In jedem Fall aber gilt auch hier – wie schon früher ausgeführt – als oberstes und wichtigstes Gebot: Der Patient ist das Maß aller Dinge. Und auch dies kann das differenzierte Konzept von Lazarus bewußtmachen: Selbst dann, wenn der Patient verleugnet oder verdrängt, ist auch das ein Bewältigungsverhalten, das seine »innere Logik« hat in der Persönlichkeit oder der lebensgeschichtlichen Erfahrung des Patienten. Wichtig ist also, das Verhalten eines Patienten nicht gewaltsam zu durchbrechen, sondern allenfalls zunächst zu verstehen, welche Funktion es für den Patienten hat, um dann mit dem Patienten gemeinsam dieses Verhalten zu verändern beziehungsweise zu verbessern oder auch es auszuhalten, wenn der Patient in dieser Situation nicht dazu fähig ist, etwas zu verändern.

Wenn dies möglich sein sollte, dann könnte das zu einer erheblich verbesserten und angemesseneren psychischen Versorgung der Patienten beitragen. Da gerade Krebspatienten gewöhnlich zu wiederholten oder längeren Aufenthalten im Krankenhaus sind, würde auch das Argument nicht greifen, daß eine schnelle Einordnung und Eingrenzung des Bewältigungsverhaltens nicht möglich sei. Im Gegenteil ist anzuneh-men, »daß es in seiner Differenziertheit individuellen Gege-benheiten sehr viel gerechter werden kann als die starre (und normative) Therapie von Tumorpatienten, wie sie oft prakti-ziert wird«.[15]

Weitere Konzepte
der Bewältigungsforschung

Das Forscherteam unter der Leitung von R. S. Lazarus ist na-türlich nicht das einzige, das versucht hat, die Erkenntnis- und Verständnismöglichkeiten innerhalb der Anpassungsprozesse an schwierige innere oder äußere Situationen voranzutreiben. Aus den vielen inzwischen vorliegenden Konzepten sollen des-halb im folgenden noch zwei weitere kurz vorgestellt werden, weil sie sich speziell auf Krankheitssituationen beziehen.

Einen wichtigen Forschungsbeitrag speziell im Bereich der Bewältigung von Krebserkrankungen erbrachte A. D. Weis-man, der im Rahmen des Project Omega arbeitet, das am Mas-sachusetts General Hospital in Boston angesiedelt ist. Beson-ders aufschlußreich ist die 1976 zusammen mit W. Worden herausgegebene Untersuchung »Der *Existenz-Zustand* bei Krebserkrankungen – Bedeutung der ersten hundert Tage«[16], in der die Autoren 120 Patienten mit verschiedenen Krebser-krankungen während der ersten hundert Tage des Auftretens der Erkrankung untersucht haben. Bis zehn Tage nach der Erst-diagnose wurde das Erstinterview wiederholt, die Untersu-chung alle vier bis sechs Wochen. Alle Patienten waren über die Diagnose und ihre therapeutischen Maßnahmen aufgeklärt. Neben verschiedenen Meßinstrumenten hatten sie in einer vor-ausgegangenen Untersuchung eigens Kategorien zur Erfassung einer Labilitätsskala und eines Verzeichnisses vorherrschender

111

Sorgen entwickelt.[17] Der Zustand der Patienten wurde unter dem Vorzeichen der Bewältigungsstrategien – der Fähigkeit zur Problemlösung, der inneren Sensibilität, gänzlicher Verwirrung und vorherrschender Sorgen – analysiert.[18]

Das Ergebnis der Untersuchung ist ausgesprochen aufschlußreich. Es zeigte sich, daß Patienten – mit hohem emotionalen Streßfaktor durch die Krankheit – schon in der Vergangenheit viele Probleme hatten, pessimistisch waren, aus einer problematischen Familie stammten und eheliche Schwierigkeiten mitbrachten. A. D. Weisman fand heraus, daß Personen mit weniger gutem Erfolg bei der Bewältigung ihrer krankheitsbedingten Probleme von Natur aus pessimistisch waren. Patienten mit hoher persönlicher Sensibilität und Empfindlichkeit unterdrückten meistens ihre Sorgen und ihre Beunruhigung, zogen sich zurück und unterzogen sich fraglos allem, was der Arzt anordnete. Patienten dagegen mit guter Krankheitsbewältigung – das waren die mit höherer psychischer Stabilität – akzeptierten Diagnose und Behandlung ohne großen Verlust des inneren Gleichgewichts. Sie redeten mit anderen vor allem auch, um ihren Zustand zu klären. Sie hatten durchaus eine zeitliche Perspektive, und ihre Stimmung war eher optimistisch.[19]

A. D. Weisman und W. Worden fassen entsprechend positive Bewältigung unter folgenden Stichworten zusammen: Information suchen, Kontakt mit anderen haben, Möglichkeiten haben, sich emotional zu entlasten. Für sie ist Bewältigung ein prozeßhaftes Geschehen, das sich immer wieder unter den sich verändernden äußeren und inneren Bedingungen innerhalb des Krankheitsverlaufes wandelt. Sie schließen sich damit einem Kreis von Wissenschaftlern an, die in der Krankheitsanpassung nicht mehr von festen Verlaufsbahnen oder habitualisierten Vorgängen ausgehen (persönlichkeitsorientiert), sondern Bewältigungsprozesse verlaufsorientiert betrachten.

A. D. Weisman geht davon aus, daß im Prozeß der Bewältigung einer streßreichen langen Krankheit verschiedene Formen und Typen von Strategien gebraucht und zum Teil auch miteinander verbunden werden, die vom jeweiligen Problem und den vorhandenen Möglichkeiten der Persönlichkeit abhängen. Nach seiner Beobachtung haben sich Unterdrückung von Gefühlen und Passivität, Fatalismus, Isolation, Projektion und Selbstbeschuldigung als besonders ungünstig für den Krankheitsverlauf erwiesen.

A. D. Weisman nennt folgende Bewältigungsstrategien:

1. Informationssuche (rational inquiry),
2. Beziehungspflege und Aussprache mit anderen (mutuality),
3. sich darüber lustig machen (affective reversal),
4. versuchen zu vergessen, es aus dem Bewußtsein halten (suppression),
5. sich zur Ablenkung mit anderen beschäftigen (displacement/redirection),
6. Aktionen, die auf dem gegenwärtigen Kenntnisstand beruhen (confront),
7. akzeptieren, aber nach Angenehmem suchen (redefine/revise),
8. stoisches Akzeptieren des Unvermeidbaren, Fatalismus (passive acceptance),
9. irgend etwas tun, aber kopflos und unüberlegt (impulsivity),
10. Überlegen oder Zustandebringen von möglichen Alternativen (if x, then y),
11. Spannungsminderung durch exzessives Trinken, Drogen und sich Gefahren aussetzen (life threats),
12. Rückzug in Isolation (disengagement),
13. etwas oder jemandem die Schuld geben (externalize/project),
14. Ausweg suchen, tun, was einem gesagt wird (cooperative compliance),
15. Selbstanklage, Buße tun (moral masochism).[20]

Als Praktiker insistiert A. D. Weisman immer wieder darauf, sich um den persönlichen Zustand des Patienten zu sorgen und seinen Bewältigungsstil zunächst einmal kennenzulernen. Um das herauszufinden und dem Patienten in seinem Versuch der

Bewältigung weiter auf die Spur zu kommen, hat er sieben Fragen formuliert:

1. Welche Probleme entstehen durch diese Krankheit für Sie?
2. Wie wollen Sie damit umgehen?
3. Wenn Sie sich dem Problem gegenübersehen und darauf reagieren müssen, was passiert dann, wie werden Sie sich verhalten?
4. Wie lösen sie so etwas üblicherweise?
5. An wen wenden Sie sich, wenn Sie Hilfe brauchen?
6. Was passierte in der Vergangenheit, wenn Sie um Hilfe gebeten haben?
7. Welche Art von Problemen macht Sie üblicherweise fertig, mit welchen werden Sie gut fertig?

Dies sind eigentlich ganz harmlose Fragen, aber für die Praxis durchaus dazu geeignet und hilfreich, nicht nur etwas über das Befinden des Patienten zu erfahren, sondern auch etwas über die Art und Strategie der Lösung von Problemen.

Ein anderes Forscherteam, E. Heim und Mitarbeiter, stellt ein Modell der Krankheitsbewältigung vor, das versucht, der Komplexität der Bewältigungsprozesse dadurch Rechnung zu tragen, daß das System durch (kybernetische) Rückkoppelungsvorgänge charakterisiert wird. Das Bewältigungsmodell ist in drei Hauptschritte gegliedert.

1. Wahrnehmen,
2. kognitive Verarbeitung,
3. Bewältigungsformen.

Aus dem Wohlbefinden heraus stellt der Patient plötzlich gewisse Veränderungen an sich fest. Daran schließt sich das Wahrnehmen der körperlichen Veränderungen an, die nun beurteilt und auf ihre Konsequenzen hin überprüft werden müssen. In einem letzten Schritt kommt es zur eigentlichen Krankheitsbewältigung, die auf verschiedenen Ebenen (handelnd, kognitiv, intrapsychisch) erfolgt und entsprechend vielfältige Bewältigungsformen einschließen kann. Die nachfolgende Darstel-

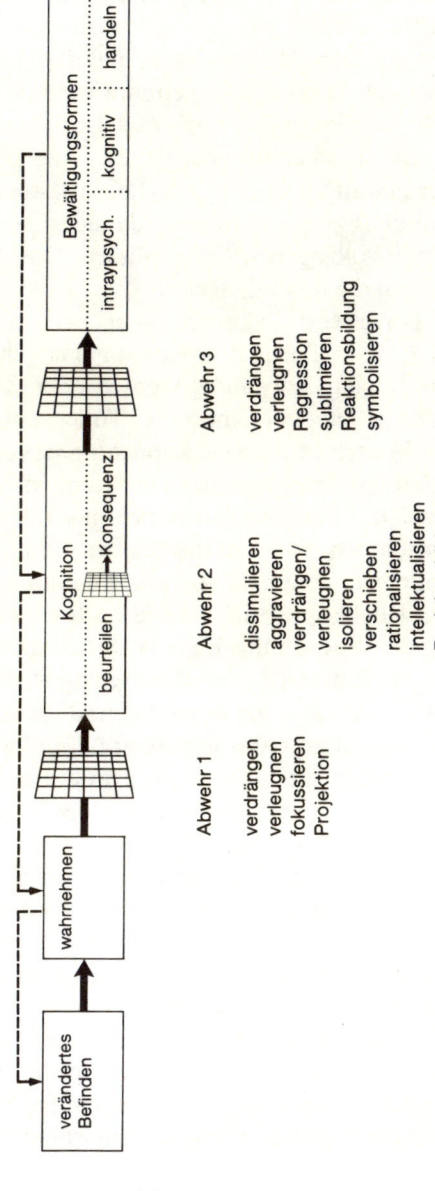

Krankheits-Bewältigungs-Prozeß (»Coping«)

verändertes Befinden	wahrnehmen	

Kognition: beurteilen → Konsequenz

Bewältigungsformen: intrapsych. | kognitiv | handeln

Abwehr 1
verdrängen
verleugnen
fokussieren
Projektion

Abwehr 2
dissimulieren
aggravieren
verdrängen/
verleugnen
isolieren
verschieben
rationalisieren
intellektualisieren
Reaktionsbildung

Abwehr 3
verdrängen
verleugnen
Regression
sublimieren
Reaktionsbildung
symbolisieren

115

lung bringt diesen Vorgang in vereinfachter Form zum Ausdruck.[21]

Es wird darauf hingewiesen, daß die Teilschritte, die in diesem Modell voneinander getrennt werden, in der Realität weder für den Patienten noch den Beobachter klar zu trennen sind, daß sie aber in jeder neuen Unterphase der Krankheit wieder ablaufen, so daß jede Phase wieder in die Teilschritte des Modells zu gliedern sind, da jedesmal neue Bewußtseinsvorgänge vollzogen werden müssen. Das ist immer dann der Fall, wenn die Krankheit eintritt, wenn sich der Gesundheitszustand gravierend verändert, wenn neue therapeutische Maßnahmen, zum Beispiel Operation oder chemotherapeutische Behandlungen, notwendig werden oder wenn sich die terminale Phase (kurz vor Eintritt des Todes) ankündigt.

Das Modell ist als Rückkoppelung zu verstehen, die auch in den kleinen Untersequenzen wirksam ist. »Wenn auch in der aufgezeigten Sequenz ›Beurteilen‹ als Teil der Kognition nach ›Wahrnehmen‹ folgt, ist die Wahrnehmung als bewußter Vorgang nicht unabhängig von der Kognition. Im Sinne der laufenden Rückkoppelung wird je nach wahrgenommenem Eindruck der Bedrohung das ›Wahrnehmen‹ als solches auch wieder verändert.«[22] Eine Beurteilung als Bagatellbefund zum Beispiel wird rasch ausgeblendet und ignoriert. Ein als dramatisch eingestufter, selbst getasteter Befund wird möglicherweise ähnlich durch die auftretende Panik abgeblockt, heruntergespielt oder sonstwie verzerrt. Ein anderer Patient, der die Situation aus früheren Beobachtungen kennt, wird dagegen vielleicht auch mit Angst reagieren, aber durch die Informationen, die er hat, realistischer damit umgehen und entsprechende Schritte einleiten. Die Wahrnehmung einer Bedrohung erfolgt – je nach ihrem Ausmaß – also nach und nach, indem die zunächst vorhandene Verleugnung schrittweise aufgegeben wird und in eine realitätsgerechtere Beurteilung übergeht. Die Beurteilung soll dann zu einer Entscheidung führen, die der Gesamtsituation am besten angemessen ist, was vor allem dann gar nicht so leicht ist, wenn die Entscheidung gravierende Einschnitte oder Veränderungen für den Patienten selbst oder seine Umgebung mit sich bringt oder wenn wichtige Bedürfnisse unerfüllt bleiben müssen.

Häufig jedoch verläuft der Entscheidungsprozeß nicht so gradlinig, weil sich in dieses Geschehen Abwehrvorgänge einschalten können, die, so ist zu vermuten, den Prozeß verzögern, blockieren oder umleiten. E. Heim jedenfalls hält aus seiner klinischen Erfahrung heraus fest, daß eine strikte Trennung in Abwehrmechanismen als rigid, unbewußt und pathologisch und Bewältigung als bewußt, flexibel und adäquat nicht weiterführen. Beide Teilbereiche sind im Gesamtprozeß der Krankheitsbewältigung als bewußte und unbewußte Komponenten beteiligt. E. Heim schlägt deshalb eine Liste von Bewältigungsformen vor, die sich an den von W. Janke et al. entwickelten Streß-Verarbeitungs-Fragebogen SVF[23] anlehnen und die er wiederum in die Bereiche »Handeln«, »Kognition« (Denkprozesse) und »Intrapsychisch/emotional« unterteilt. Weil die Aufstellung helfen kann, den Blick für die vielen Möglichkeiten zu schärfen, wie Patienten reagieren können, um mit dem »Streß« der Krankheit fertig zu werden, wird sie im folgenden vorgestellt.[24]

Handeln	Kognition	Intrapsychisch-emotional
Kompensation	dissimilieren	Haltung bewahren
Zuwendung	ablenken	Fatalismus
Rückzug	valorisieren	Auflehnung
Wut ausleben	Problemanalyse	Selbstbeschuldigung
Altruismus	vermeiden	Emotionen
zupacken	rumifizieren	Religiosität
	Stoizismus	

Bewältigungsformen I: Handeln

Kompensation	Ablenkende Wunscherfüllung: kaufen, essen, tun (Ich gönne mir etwas Gutes).
Zuwendung	Verstehende Zwiegespräche: zuhören, aussprechen, beistehen (Jemand muß mich in der Krankheit ja verstehen).
Rückzug	Allein mit sich selbst: isolieren, abkapseln, aus dem Weg gehen (Will von allem nichts mehr wissen).
Wut ausleben	Gestaute Aggression ausdrücken: ungehalten, verärgert, reizbar (Euch andern zahl' ich es schon heim).
Altruismus	Für andere etwas tun: Gefallen erweisen, Hilfe leisten, Sympathie ausdrücken (Solange es mir möglich ist, will ich etwas für euch tun).
Zupacken	»Angriff als Verteidigung«: aktiv in Abklärung, Verstehen der Krankheit; betont kooperativ in der Therapie (tackling) (Mit dem werde ich schon fertig).
Emotionen	Ausdruck der durch die Krankheit ausgelösten Gefühle: Angst, Wut, Verzweiflung, Niedergeschlagenheit.
Religiosität	Halt im Glauben: gottgewollt, dem Menschen auferlegt (Jedem schlägt seine Stunde, aber Gott steht mir bei).

118

Bewältigungsformen II: Kognition

Dissimilieren	Krankheit herunterspielen: bagatellisieren, ignorieren, ablenken (Es ist alles nur halb so schlimm).
Ablenken	Aufmerksamkeit weg von Krankheit: Hinwendung zu anderem, sich beschäftigen (Das ist mir im Moment wichtiger, als krank zu sein).
Valorisieren	Sich selbst aufwerten: Erfolg suchen, phantasieren, erinnern (Mir gelingt sonst viel Wichtiges).
Problemanalyse	Kognitive Analyse der Krankheit und ihrer Folgen: vernunftmäßiges Erkennen, Abwägen und Entscheiden (Gut verstanden ist halb gewonnen).
Vermeiden	Den Problemen der Krankheit aus dem Weg gehen: weglaufen, nicht hinsehen (Dies alles geht mich gar nichts an . . .).
Rumifizieren	Gedanklich in der Krankheit festkrallen: grübeln, hin und her bewegen (Ist es so oder doch nicht so . . .?).
Stoizismus	Hinnehmen, was immer die Krankheit bringt: mit Fassung tragen, akzeptieren (Dies zu ertragen ist mir nun mal auferlegt).

Bewältigungsformen III: Intrapsychisch-emotional

Haltung bewahren	Inneres Gleichgewicht auch in der Krankheit aufrechterhalten: Selbstkontrolle, Fassung nicht verlieren, Selbstbeherrschung (Ich muß mich zusammenreißen).

Fatalismus	Krankheit als unabwendbar hinnehmen: aufgeben, resignieren (Nützt doch alles nichts mehr).
Auflehnung	Gegen Krankheit und Folgen auflehnen: Protest, mit dem Schicksal hadern (Warum gerade ich?).
Selbst-beschuldigung	Sich selbst Schuld an der Krankheit zuordnen: Fehler bei sich suchen (Ich verdiene es nicht besser).

Das vorgestellte Modell wurde vorwiegend für den Bereich der Krankheitsbewältigung entwickelt. Psychodynamische und neuere lern- und entscheidungstheoretische Konzepte werden integriert. Es betont vor allem den hohen Bedeutungsgehalt der persönlichen Wahrnehmung und der anschließenden kognitiven Verarbeitung, auf die wiederum Bewältigungsformen folgen, die sowohl intrapsychisch als auch im Verhalten offen ablaufen können. Wichtig ist dabei, daß das Verhältnis Individuum – Umwelt transaktional verstanden wird und prozeßhaft verläuft. Es beschreibt sehr differenziert einzelne Schritte innerhalb des Bewältigungsvorgangs und gibt auch innerhalb der Bewältigungsformen eine große Bandbreite von Möglichkeiten an die Hand. Gleichzeitig wird es durch seine Verschachtelung aber auch leicht unüberschaubar. Für die Arbeit in der Klinik bedarf es jedoch eines Konzeptes, das einerseits der Differenziertheit menschlichen Bewältigungsverhaltens entspricht, andererseits aber überschaubar und damit anwendbar bleibt. Diese beiden wesentlichen Bedingungen scheinen mir aus dem gesamten Bereich der Bewältigungsforschung am ehesten in dem Konzept von Richard S. Lazarus erfüllt zu sein.

5. Was Patienten selber denken
Ergebnisse einer Befragung
bei Krebspatienten

Eine Befragung bei Sterbenden?

Früher führte bei vielen Patienten ihre Erkrankung in kürzester Zeit zum Tode. Das traf zum Beispiel ebenso zu für solche, die wegen eines akuten Nierenversagens intensiv-medizinisch behandelt werden mußten, wie für Patienten mit eher chronisch progredienten, etwa hämatologisch-onkologischen Erkrankungen, zum Beispiel metastasierende Mamma- und Prostatacarcinome oder auch Bronchialcarcinome. Heute ist es möglich, diese Krankheiten so weit hinauszuzögern, daß der Tod häufig erst mehrere Jahre später eintritt. Trotzdem bleibt die tödliche Bedrohung mehr oder weniger akut bestehen, und das Bewußtsein für diese Tatsache ist – je nach Patient – mehr oder weniger bewußt vorhanden. Durch die medizinischen Fortschritte haben wir es daher heute nicht nur mit »äußeren«, sondern auch mit inneren Zuständen zu tun, die es so ausgeprägt und gehäuft bisher in der Geschichte der Menschheit nicht gegeben hat. Heute entstehen häufig lange Zwischenräume zwischen Leben und Tod, in denen die Patienten unausweichlich einem schweren Schicksal ausgesetzt sind. Diese Phase des Lebens mit dem dann oft doch unausweichlichen Tod muß von den Betroffenen nicht nur bestanden und ausgehalten, sondern nach Möglichkeit auch gestaltet und mit Sinn gefüllt werden.

Auch dann, wenn man – wie der Autor – über lange Jahre und regelmäßig mit schwerstkranken und sterbenden Patienten Umgang hatte, ist es schwierig, frei von subjektiver Wahrnehmung zu einer gültigen Einschätzung dessen zu kommen, was Patienten suchen, brauchen oder verdrängen beim Umgang mit ihrer Wirklichkeit. Wie sie mit ihrer Realität umgehen wollen, was für sie gut und angemessen ist, können letztlich nur die Betroffenen selbst entscheiden. Denn ihr Zustand und ihre Befindlichkeit unterscheiden sich grundlegend von denen, die mit ihnen zu tun haben. Die Gefahr von seiten aller Mitarbeiter besteht ja gerade darin, daß sie primär aus ihrem eigenen Blickwinkel heraus den Patienten begegnen.

Aus dieser Erfahrung heraus entstand die Überlegung, Patienten als Betroffene selbst zu befragen und zu Wort kommen zu lassen. Die Fragestellung für die empirische Untersuchung lautete daher: Was wissen die Patienten über ihre Lage, wie handhaben sie dieses Wissen sich selbst und anderen gegenüber? Welche Auswirkungen hat dieses Wissen auf ihren emotionalen Zustand? Wie verlaufen Schritte zur inneren und äußeren Anpassung an die gefährliche und die eigene Existenz gefährdende Realität?

Schwieriger als die theoretische Vorbereitung für die Untersuchung[1] erschien die praktische Verwirklichung. Die »Interviews mit Sterbenden«, die E. Kübler-Ross in Chikago geführt hat, waren im eigentlichen Sinne keine Interviews, sondern eher Gespräche zwischen ihr und ausgewählten Patienten und später, als die Hörerzahl der Studenten größer wurde, waren sie sogar durch eine Einwegscheibe geschützt, so daß der Patient das Gefühl eines persönlichen Kontaktes hatte – ohne die Sorge haben zu müssen, »vorgeführt« zu werden. Diese Art der »Informationssuche« über das Erleben der Schwerkranken mochte noch vertretbar sein. Aber im Hinblick auf die eigene wissenschaftliche Untersuchung war die Frage: Konnte man Schwerkranken beziehungsweise Sterbenden zumuten, einen »kalten« Fragebogen auszufüllen, in dem sie über ihr Empfinden und Erleben Auskunft geben sollten? Könnte nicht der Eindruck entstehen, die Patienten würden als »Experimentierobjekte« gebraucht? Und vor allem: Was würde die Befragung mit den zum Teil sehr direkten Fragen zum Thema »Sterben« bei den Patienten auslösen? Aus diesem Grund wurde von vornherein einkalkuliert, bei zu großen Komplikationen das Projekt zu beenden. Das Ergebnis war jedoch – im Gegenteil – erstaunlich positiv. Das neutrale Medium des Fragebogens machte Gesprächsinhalte möglich, die ich von mir aus so deutlich und direkt nicht angesprochen hätte. Besonders der Abschnitt des Fragebogens mit der Überschrift: »Umgang mit der Begrenztheit des eigenen Lebens« wurde Auslöser für manche sehr bewegende persönliche Aussagen. Auf jeden Fall konnten die Patienten selbst entscheiden, in welcher persönlichen Nähe beziehungsweise inneren Distanz sie mit dem Thema umgehen wollten. Natürlich gab es auch Patienten, die den Fragebogen kommentarlos ausfüllten und wieder abgaben. Rückblickend blieb jedoch der Eindruck, daß ich selten so häufig und so dicht mit Patienten über ihre Ängste und Hoffnungen zum Sterben gesprochen habe wie während des Befragungszeitraums von etwa einem halben Jahr, was mich zu der Aussage veranlaßt, daß das Bedürfnis der Betroffenen, über diese Fragen zu sprechen, viel größer ist, als ich das vorher selbst vermutet hatte. Offenbar hat dies – trotz langjähriger Erfahrung und entsprechender Ausbildung – immer noch mit eigenen unbewußten Ängsten zu tun.

Viele Patienten erbaten für sich ein eigenes Exemplar des Fragebogens, um sich – wie sie sagten – anhand der Fragen noch eingehender mit dem Thema zu beschäftigen. In mehreren Fällen wurde das Interview ausgeweitet zu einer Art Lebensbilanz – und manchmal ging das Gespräch, nachdem das Interview beendet war, noch längere Zeit weiter. Allein die Tatsache, daß das längste Interview drei Stunden dauerte, verdeutlicht, daß es sich nicht um eine »kühle« Fragebogenaktion gehandelt hat. Viele Patienten waren regelrecht erfreut, von mir angesprochen zu werden. Es gab den Kranken häufig den Eindruck, daß auch sie und ihre Erfahrungen noch »gefragt sind«, und das positive Gefühl, daß sie in ihrer Lage jemandem noch »etwas geben konnten«, wo sie sich doch ansonsten fast ausschließlich in der Rolle des Abhängigen oder des Bittstellers erleben.

Interviewt wurden insgesamt 102 Patienten und Patientinnen einer bundesdeutschen Universitätsklinik. Als Auswahlkriterium galt – wegen der Vergleichbarkeit des Krankheitsbildes beziehungsweise der Erlebnisdimension – eine Krebserkrankung, allerdings in unterschiedlichen Stadien: Bei 56 Patienten zeigten sich bereits Metastasen. Um einen Vergleich zwischen der Selbsteinschätzung der Patienten zu ermöglichen, was den Schweregrad ihrer Erkrankung angeht, und der »objektiven«

124

Beurteilung durch die Ärzte, wurde zu jedem Patienten durch den Arzt eine entsprechende Beurteilung des Zustands erbeten.

Daß ein großer Teil der Patienten relativ nahe vor ihrem Tod befragt werden konnten, zeigte sich daran, daß von den 102 Befragten am Ende des Untersuchungszeitraums bereits 25 gestorben waren. Die Gesamtzahl lag vermutlich noch um einiges höher, weil ich es nicht von allen erfahren habe.

Ergebnisse der empirischen Untersuchung[2]

Die Wahrheitsfrage

Durch die Befragung sollte zunächst eine naheliegende Hypothese überprüft werden. Geht man von einem gesellschaftlich eher vermeidenden Klima gegenüber Tod und Sterben aus, so liegt es nahe, anzunehmen, daß sich das auch auf den Umgang der einzelnen Person mit diesem Bereich auswirken wird, zumal wenn sie selbst betroffen ist. Anzunehmen wäre also, daß der größere Teil der Krebspatienten der bewußten Konfrontation mit ihrer Situation ausweicht und die Verleugnung der potentiellen tödlichen Bedrohung durch ihre Krankheit aufrechterhalten wird. Weiterhin wäre dann zu vermuten, daß das Vermeidungsverhalten mit der Schwere der Erkrankung eher zunimmt als zurückgeht.

Diese Überlegungen konnten durch die Untersuchung nicht bestätigt werden. Im Gegenteil: Es gab in diesem Punkt eine echte Überraschung: Von den 102 befragten Patienten haben sich 51, also genau die Hälfte, selbst als schwer erkrankt eingeschätzt. Das sind sogar noch mehr als die 47 Patienten, die die Ärzte in die Kategorie »akut bedroht« eingeordnet haben. Beide Gruppen stimmen zwar nicht völlig überein, aber durch eine andere Berechnung konnte geklärt werden, daß die Fremd- und die Selbsteinschätzung bei immerhin 30 Befragten genau identisch waren.

Nach diesen Ergebnissen kommt man nicht umhin, anzunehmen, daß erstaunlich viele Patienten über die Bedrohlichkeit ihrer Erkrankung recht genau im Bilde sind. Dies trifft in besonderem Maße für die Gruppe der schwerkranken Patienten zu. Deutlich mehr, als zu erwarten gewesen wären, stimmen mit der Einschätzung durch die Ärzte für eine akute Lebensbedrohung überein.

Die sich selbst als schwerkrank bezeichnenden Patienten – und dies ist zugleich die Gruppe, die uns besonders interessiert – geben an, sich öfter oder gar häufig gedanklich mit einem möglichen tödlichen Ausgang ihrer Erkrankung auseinanderzusetzen. Das sagen immerhin 77,4 Prozent dieser Patienten, also mehr als Dreiviertel von ihnen – ein außerordentlich erstaunliches Ergebnis, das in mehrfacher Hinsicht sehr zu denken gibt.

Zunächst einmal stellt dieses Ergebnis unsere häufig selbstverständliche Annahme in Frage, daß schwerkranke beziehungsweise sterbende Menschen gar nicht genau wüßten und auch nicht wissen wollten, wie es um ihren Gesundheitszustand bestellt ist – frei nach dem Motto: Was ich nicht weiß, macht mich nicht heiß. Dieses Ergebnis sollte daher hellhörig machen und unsere selbstverständlichen Überzeugungen in Frage stellen. Allzu leicht entlarvt dieses Ergebnis unsere Ansicht als Schutzbehauptung: Wenn die Patienten ohnehin nicht so genau Bescheid wissen (wollen), brauche ich mich mit ihren Fragen auch nicht weiter zu beschäftigen – was den meisten von uns nur recht sein dürfte. Denn so recht wohl fühlen wir uns meistens ja nicht, wenn die Betroffenen mit uns über dieses brisante Thema sprechen wollen. Da kann plötzlich jedes Wort »gefährlich« werden, da muß man sich sehr genau überlegen, was man sagt, wie man es sagt und wie man auf Aussagen und Fragen eingehen will. Kürzlich reagierte eine Psychologin, die in einer Beratungsstelle für Krebspatieten arbeitet, fast empört auf die Zahlen, von denen sie bei einem Universitätsseminar gehört hatte: Die stimmen mit ihren Erfahrungen überhaupt nicht überein! Dieser hohe Prozentsatz könne nicht stimmen! Es ist in diesem Fall schon möglich, daß es sich beim Klientel der Beratungsstelle und den hier befragten Patienten um solche in einer ganz anderen Phase ihrer Erkrankung handelt – schließlich stammen speziell die letzten Zahlenangaben aus der Gruppe der schwer- beziehungsweise terminalerkrankten Patienten. Aber es könnte sich auch hier wieder einmal zeigen, daß wir es schwer haben, einen objektiven Befund, der in diesem Fall von den Patienten selbst stammt, einfach unvoreingenommen zur Kenntnis zu nehmen.

Zu sehr ähnlichen Angaben kommt auch eine Untersuchung des Mediziners und Psychotherapeuten Dr. Klaus Jonasch von der psychosozialen Krebsnachsorgeeinrichtung an der Chirurgischen Universitätsklinik in Heidelberg. Auch er wollte dem Wunsch der Patienten nach Aufklärung weiter auf die Spur kommen. Mit selbst zusammengestellten Fragebögen befragte er 41 aufgeklärte Krebspatienten und 106 nichtbetroffene Ambulanzpatienten dieser Klinik.[3] Seine Untersuchung hat ergeben, daß grundsätzlich 90 Prozent der Befragten beider Gruppen eine sofortige Aufklärung wünschen. Die eigene Betroffenheit der Krebspatienten verändert die Situation jedoch insofern, als 30 Prozent dieser Gruppe eine Aufklärung nur bei Heilbarkeit wünschen und erwarten, daß das Wort »Krebs« als Erreger von Angst vermieden wird. Bei den nichtbetroffenen Ambulanz-Patienten betrug die Rate derjenigen, die ihren Informationswunsch von der Heilbarkeit des Leidens abhängig machen, lediglich 17 Prozent. Wie in meiner eigenen fällt auch in dieser Studie der hohe Prozentsatz der Krebspatienten auf, die über ihre Krankheit genau informiert werden möchten: 60 Prozent sogar ohne jede Einschränkung.

Interessant ist weiterhin als Ergebnis, daß 95 Prozent der Tumorpatienten nicht mit der häufig gehandhabten Praxis einverstanden sind, die Familie aufzuklären, aber sie selber nicht. Eine solche Praxis ist für die Patienten deshalb schlimm, weil in diesem Fall die Familie für einen Austausch nach dem »Diagnoseschock« und zur weiteren Bewältigung nicht mehr zur Verfügung steht. Dabei erleben 90 Prozent der Tumorpatienten nach einer Aufklärung über ihre Krankheit gerade die Familie als hilfreich – gefolgt vom Klinikarzt (mit rund 64 Prozent).

Wie wichtig die vertraute Umgebung und das soziale Netzwerk für den weiteren Prozeß der Verarbeitung sind, wird mit diesen Zahlen eindrücklich belegt. Hier wird noch einmal unterstrichen, welche Bedeutung die von Lazarus genannten Bewältigungsformen »Informationssuche« und »Hinwendung zu anderen« im Zusammenhang der Verarbeitung einer schweren beziehungsweise lebensbedrohlichen Krankheit haben. Deshalb wird ihnen das besondere Augenmerk vor allem dann gelten müssen, wenn im Krankenhaus festgestellt wird, daß die innerfamiliäre Kommunikation ungenügend oder die familiäre Stabilität zu wünschen übrig läßt. Es ist davon auszugehen, daß wesentliche Quellen für eine psychische Stabilisierung während dieser Zeit ausfallen. Solche Patienten haben unter dem Aspekt der Bewältigung als »besonders gefährdet« zu gelten, und es wäre sinnvoll und wichtig, sie von seiten des Stationsteams besonders im Auge zu haben, weil man bei ihnen eher als bei denen mit stabilen Beziehungen mit Anzeichen von Dekompensation rechnen muß. Dies gilt übrigens nicht nur für die Zeit unmittelbar nach der Diagnosemitteilung, sondern auch für weitere Schritte im Krankheitsprozeß oder für Einbrüche im weiteren Verlauf der Krankheit.

Erwartungen an die Medizin

Die Patienten wurden auch nach ihren Erwartungen an die Medizin befragt, weil dies etwas darüber aussagt, wie sie ihre Hoffnungen und Perspektiven einschätzen. Solange jemand die Erwartung hat, daß ihm die Medizin beziehungsweise die Ärzte helfen können, so lange hat er eine offene zeitliche Perspektive. Er kann sich Hoffnung machen, daß ihm geholfen werden kann, daß er weiterleben kann – selbst wenn dies nur unter Einschränkungen möglich ist. Es ist zu erwarten, daß mit dieser Hoffnung auch aufbauende emotionale Reaktionen verbunden sind. Hat jemand die Hoffnung aufgegeben, daß ihm die Ärzte noch helfen können, wird das normalerweise negative affektive Reaktionen auslösen. Insofern sollte mit der Kategorie: »Wie schätzen Sie die Möglichkeiten der heutigen Medizin in Ihrem Fall ein« so etwas wie das innere Erwartungs- beziehungsweise Hoffnungspotential des Patienten erfragt werden.

Auch in diesem Fall gibt es erstaunlich klare Ergebnisse. Keine oder geringe Erwartungen haben von den Patienten mit der Selbsteinschätzung »schwer erkrankt« 64 Prozent; dagegen sind es nur weniger als halb so viele, nämlich 30 Prozent, bei den Patienten mit der Selbsteinschätzung »mittelschwer erkrankt«. Von den Patienten, die nach eigenem Empfinden nur leicht erkrankt sind, bleiben mit einer skeptischen Erwartung an die Medizin nur 6 Prozent übrig. Es läßt sich also ein deutlicher Trend in diesen Zahlen feststellen. Offenbar ist es so, daß ein Patient, der sich selbst in der Schwere seiner Erkrankung realistisch einschätzen kann, ähnlich realistisch einzuschätzen fähig ist, was von seiten der Medizin noch für ihn getan werden kann und was nicht.

Üblicherweise spricht man von fast grenzenlosen Erwartungen bei der Bevölkerung in Richtung Medizin. Hier zeigt sich aber eine genau gegenteilige Tendenz: Je schwerer krank sich jemand fühlt, desto weniger Illusionen macht er sich über mögliche Behandlungserfolge. Dabei darf man nicht vergessen, daß es sich bei den Schwerkranken um Menschen handelt, die häufig schon eine lange »Patientenkarriere« hinter sich haben, bei denen häufig die ausgeklügeltsten Therapie- und Behandlungsmethoden eingesetzt wurden und die selber schon über lange Behandlungsdauer hin regelrechte »Experten« auf dem Gebiet ihrer Krankheit geworden sind. Wenn man also »Bescheid weiß«, macht man sich meistens weniger phantastische Vorstellungen. Außerdem bleibt die häufig um sich greifende Ratlosigkeit der Ärzte bei ausbleibendem Therapieerfolg gewöhnlich nicht verborgen. So erscheint dieses Ergebnis durchaus »logisch«.

Gleichzeitig spricht das Ergebnis aber auch dagegen, Patienten immer neue Hoffnungen zu machen, die dann doch nicht erfüllt werden können. Es ist zweifellos auch für die Behandelnden nicht leicht, sich die Grenzen ihrer Möglichkeiten einzugestehen, mitansehen zu müssen, wie ein Mensch durch die Krankheit mehr und mehr verfällt, ohne diesen Prozeß aufhalten zu können. Aber dieser »Wahrheit« immer wieder auszuweichen ist offenbar keine Lösung. Die hohe Zahl derjenigen Patieten, die sich nichts vormachen und auch nicht mehr auf die Möglichkeiten der Medizin bauen, ist ein Plädoyer dafür, den Patienten nicht etwas »vorzugaukeln«, was unrealistisch ist. Weiterführen wird in dieser Situation nur eines: den Patienten langsam und behutsam an das heranzuführen, was er ohnehin schon »weiß«. Dadurch setzt man das wichtigste Kapital für den Kontakt zum Patienten – das Vertrauen – nicht leichtfertig aufs Spiel.

Noch eindeutiger stellt sich das Bild dar, wenn man die Patienten, die sich häufiger gedanklich mit einem möglichen tödlichen Ausgang ihrer Erkrankung beschäftigten, nach den Möglichkeiten der Medizin für sie befragt. Hier geben noch weit mehr ihrer kaum mehr vorhandenen Erwartung an die Medizin Ausdruck: 77,42 Prozent. Mehr als drei Viertel dieser Gruppe glauben nicht mehr an eine Hilfe durch die Ärzte, während nicht einmal bei einem Viertel von ihnen – 22,58 Prozent – diese Hoffnung weiterbesteht. Dagegen sind 63,38 Prozent aus der Gruppe der Patienten optimistisch im Hinblick auf medizinische Hilfe, die kaum oder gar nicht an eine Bedrohung durch ihre Krankheit denken.

Vielleicht ist mancher versucht, im Umkehrschluß zu sagen: Nur nicht soviel daran denken, dann sind die Patienten auch in ihren Erwartungen optimistischer. Aber es hatte sich ja gezeigt, daß die häufige gedankliche Auseinandersetzung mit einem schlechten Ausgang der Krankheit mit deren Begleiterscheinungen zu tun hat. So geben die Zahlen einen Trend wieder,

der durchaus – auch auf dem Hintergrund von logischer Überlegung und klinischer Erfahrung – Sinn macht. Aber sie sind
auch noch einmal ein deutlicher Hinweis darauf, wie wichtig es
ist, genau hinzuschauen, welchen Patienten mit welchem Er-
fahrungshintergrund und welchem Erleben man vor sich hat.
Sonst besteht die große Gefahr, Hoffnungen aufzubauen, die
beim Patienten längst nicht mehr da sind und die im Gegenteil
Vertrauen zerstören, das dringend gebraucht würde für eine
hilfreiche Begleitung durch die restliche Lebenszeit.

Das emotionale Befinden der Patienten

Wendet man sich dem emotionalen Befinden der Patienten zu,
dann liegt die Frage nahe, wie die Patienten, die sich relativ
häufig mit ihrer Bedrohung durch die Krankheit befassen, dies
alles gefühlsmäßig verkraften oder wie sie ihre Situation überhaupt gefühlsmäßig erleben. Es wurde vor allem nach Angst
und Depression gefragt, weil diese Gefühle im Zusammenhang
des zu Ende gehenden Lebens die größte Rolle spielen, gleichzeitig den Patienten aber auch die größten Probleme bereiten.

Die eindeutigste Zahlenangabe stammt aus der Gruppe der
Patienten, die sich häufiger mit dem möglichen tödlichen Ausgang beschäftigen. Sie sind zu 84 Prozent ängstlich und nur zu
16 Prozent unbekümmert, während es bei denen, die sich mit
diesen Gedanken nicht so häufig beschäftigen, nur fast 53 Prozent Ängstliche und 47 Prozent Unbekümmerte gibt. Die Angst
hat vermutlich bei der ersten Patientengruppe mit der fehlen-
den Perspektive und der Aussichtslosigkeit ihrer Krankheit zu
tun, der sie sich immer mehr ausgesetzt sehen, denn hier finden
sich auch die Patienten, die zu drei Viertel keine Hoffnung
mehr auf medizinische Hilfe setzen.

Wenn man Angst als eine zunächst sehr normale Alarmreaktion des Organismus auf eine Bedrohung versteht, dann ist
diese emotionale Befindlichkeit allzu verständlich. Aber dies ist
zugleich auch ein deutlicher Hinweis darauf, wie bedürftig

diese Patienten sind, wie sehr sie vertrauensvolle Kontakte und Beziehungen brauchen, um der Angst etwas entgegensetzen zu können. Wenn man diese deutlichen Zahlen auf sich wirken läßt, dann kommt man nicht umhin, die gegenwärtige Praxis der Sterbebegleitung schlichtweg als skandalös zu bezeichnen: Das Ausmaß an individuellem, emotionalem Leiden erscheint überdimensional – auch wenn eine *äußere* angemessene Versorgung des Patienten praktisch immer gewährleistet ist.

Schaut man die Verteilung von Angst auf dem Hintergrund der ärztlichen Einschätzung der Bedrohung eines Patienten an, dann zeigt sich auch hier eine fast doppelt so hohe Kumulation bei den akut bedrohten Patienten gegenüber den mittelfristig bedrohten. Angst zeigt sich auch hier offenbar angemessenerweise als Indiz für eine (objektive) Lebensbedrohung. Um so verfehlter ist es dann, jemandem in dieser Situation seine Angst ausreden zu wollen oder sie zu beschönigen. Dieses Verhalten beobachtet man sehr regelmäßig nicht nur bei Angehörigen, sondern auch bei Mitarbeitern im Krankenhaus, die durch die größere innere Distanz zum Patienten eigentlich am ehesten mit der Angst umgehen können müßten.

Der Angst ist sicher nicht dadurch beizukommen, daß man sie ausredet oder verbietet, sondern indem man sie annimmt, vor allem dann, wenn sie Ausdruck einer real bestehenden Bedrohung ist. Nur wenn die Angst mitgeteilt werden darf, kann sie auch geteilt werden. Auch hier gilt die alte Volksweisheit: Geteiltes Leid ist halbes Leid und – so könnte man sagen: Geteilte Angst ist halbe Angst. Häufig löst sich die Angst sogar weitgehend auf, wenn sie mitgeteilt und damit auch ein Stück objektiviert werden kann. Allein schon die Tatsache, daß jemand darüber offen und vertrauensvoll reden kann, verändert häufig innerlich sehr viel. Als Gegengewicht gegen Angst ist einzig Vertrauen zu setzen. Und das entsteht nur dort, wo sich jemand in seinem Empfinden verstanden fühlt, wo er spürt, daß er so angenommen ist, wie er jetzt ist – selbst in seiner Angst! Erst dann kann eine Beziehung wachsen, die fähig ist, der Angst das Gefühl von Nähe und Aufgehobensein entgegenzusetzen.

Es reicht jedoch nicht aus, wenn dies alles als Ziel formuliert wird nach dem Motto: »Sie dürfen mir alles sagen.« Dieses Angebot muß dann auch im Verhalten dem Patienten gegenüber eingelöst werden. Denn wenn der Patient merkt, daß bestimmte Bereiche doch wieder ausgeklammert oder bestimmte Gefühle zurückgewiesen werden, dann hilft ihm das verbale Angebot wenig. Dann wird nicht nur ein Empfinden zurückgewiesen – der Patient selbst fühlt sich zurückgewiesen, und das Vertrauen ist damit verspielt.

Ähnliches gilt auch für das Gefühl von Deprimiertsein, nur haben es die meisten Menschen leichter, mit dem Gefühl von Niedergeschlagenheit oder Traurigkeit beim Gegenüber umzugehen: das mobilisiert nicht in gleichem Maße die eigene Angst, und man kann hier meistens mehr *tun*: jemanden trösten, ihm Hoffnung machen, ihn in den Arm nehmen . . .

Die Zahlenverteilung beim Gefühl des Deprimiertseins ist übrigens ähnlich wie bei den »Angst«-Werten, nur noch etwas eindeutiger. Hier finden sich von den insgesamt 57,58 Prozent der deprimierten Patienten 37,88 Prozent unter denen, denen von den Ärzten keine Hoffnung mehr gegeben wird, während es bei der mittelschwer erkrankten Gruppe nur noch 16,67 Prozent sind und bei den Patienten mit Heilungsaussichten nur noch 3,03 Prozent. Auch hier zeigt sich das Gefühl von Deprimiertsein als relativ deutliche Reaktion auf die eigene ausweglose Situation. Denn der unausweichlich nahende Abschied kündigt sich ja nicht nur im zunehmenden Zusammenbruch der körperlichen Funktionen an. Im Sterben vollzieht sich vielmehr der Zusammenbruch der ganzen eigenen Lebenswelt. Alles, was jemand besessen hat, was er sich angeeignet hat, muß gelassen werden. Alles, woran das Herz hängt, was aufgebaut wurde, was Kraft und Energie gekostet hat, muß »verabschiedet« werden. Und ganz besonders gilt dies für die Menschen, die dem Patienten nahestehen. Ist es da nicht verständlich, daß ein Mensch darüber traurig wird, hat er sogar ein Recht darauf, deprimiert zu sein, wenn er das alles im Prozeß seines – häufig langen – Sterbens realisiert? Auch hier gilt: Hilfreich ist allein die Nähe vertrauter Menschen, das Empfinden, angenommen zu sein mit Tränen, Trauer und Verzweiflung. Die Welt des Sterbenden erhält dadurch ein anderes, ein »menschliches« Gesicht.

Die Bewältigung von Krankheit und Sterben

Die Kategorie »Bewältigung«[4] wurde auf dem Hintergrund der Bedeutung dieses komplexen Geschehens (siehe Kap. 3) in die Auswertung mit aufgenommen. Hier interessieren besonders die Antworten der Schwerkranken oder Sterbenden auf die Frage, wie sie mit ihrer gedanklichen Beschäftigung eines möglichen tödlichen Ausgangs zurechtkommen und ob sich innerhalb der Gruppen mit Blick auf den unterschiedlichen Schweregrad der Krankheit eine Korrelation zum Bereich Bewältigung ergibt.

Die letzte Frage kann eindeutig bejaht werden mit der Aussage: Je bedrohlicher der Krankheitszustand ist, desto schwieriger wird die Bewältigung. Bei den leicht erkrankten Patienten beträgt die Rate der »schlechten Bewältiger« 11,11 Prozent (gegenüber 88,89 Prozent, die mit ihrer Situation gut zurechtkommen); bei den mittelschwer erkrankten Patienten sind es schon 40,54 Prozent, die sich mit ihrer Situation schwertun (gegenüber 59,46 Prozent), und bei den akut bedrohten Patienten sind es sogar 61,70 Prozent (gegenüber 38,30 Prozent). Die Zahlen belegen eine signifikante Verbindung zwischen der Schwere der Erkrankung und der zunehmenden Schwierigkeit, damit zurechtzukommen. Auch wenn immerhin 38,3 Prozent der akut bedrohten Patienten mit ihrer Situation fertig werden, so vergrößert sich doch die Wahrscheinlichkeit, in die Gruppe der schlechten Bewältiger zu wechseln, rapide, wenn keine Heilungsaussichten mehr zu erwarten sind. Das hängt wohl auch damit zusammen, daß ein solcher Zustand wahrscheinlich für jeden Menschen die größte Herausforderung seines Lebens ist und wohl kaum vorher schon erlebt wurde. Beim Fortschreiten der Krankheit wird er regelrecht von Gefühlen der Angst bis hin zur Ohnmacht überflutet. Hinzu kommt, daß viele Patienten am Ende dieses leidvollen Weges auch körperlich unendlich viel aushalten müssen und sich davor am meisten fürchten.

Der schlechte Befund in bezug auf die psychische Stabilität der akut bedrohten Patienten ist im Rahmen des Konzepts von Lazarus sehr leicht verständlich: Durch die sich rapide verschlechternde körperliche Verfassung des Patienten steigt die Notwendigkeit zur Bewältigungsleistung enorm an, soll eine annähernde psychische Stabilität erhalten werden. Diesem hohen Bewältigungsanspruch stehen aber immer weniger Möglichkeiten gegenüber. So wird es immer unwahrscheinlicher, daß über »Informationssuche« noch neue Erkenntnisse erreicht werden, die für eine Anpassung an die sich verschlechternde äußere Situation hilfreich sind. Auch die Bewältigungsform »direkte Aktion« wird durch den körperlichen Zustand mehr und mehr eingeschränkt oder unmöglich, so daß die »Hinwendung zu anderen« ganz in den Vordergrund treten wird.

Auch von dieser Seite her wird es daher verständlich, wie wichtig in dieser letzten Phase des Lebens die mitmenschliche Komponente wird, um ein Gegengewicht gegen so problematische und belastende Gefühle wie Angst oder Depression zu bilden. Gerade wenn Angst- oder Depressionsintensität besonders hoch sind und gleichzeitig wenig tragfähige zwischenmenschliche Beziehungen bestehen, muß mit krisenhaften Erscheinungen in dem sich fortsetzenden Krankheitsgeschehen gerechnet werden. Besonders schwierig wird es, wenn angesichts der Angst des Patienten auch seine Umgebung mit verstärkter Angst und in der Folge davon mit Rückzug reagiert. Dann ist häufig auf beiden Seiten eine so hohe Angstschwelle vorhanden, daß vieles von dem, was alle Beteiligten spüren und beschäftigt, nicht mehr mitteilbar ist. Kontakt und Beziehung mit Sterbenden sind hochsensible Geschehen, wo hin und her auch kleine Signale und Andeutungen wahrgenommen werden. Es muß eine große Sicherheit über die gegenseitige Beziehung bestehen, ehe für beide Seiten eine Kommunikation über so angstbesetzte Inhalte möglich wird. Dazu gehören Vertrauen, das atmosphärische Umfeld, Toleranz für die Werte und Überzeugungen des anderen und vieles mehr. Wie oft habe ich erlebt, daß Sterbende mich erst auf Herz und Nieren, auch auf meine eigene Stabilität und innere Einstellung, geprüft haben, ehe es – häufig nach langen Anläufen – zu wirklich persönlichem Austausch gekommen ist. (Von daher ist es auch sehr verständlich, daß nach soziologischen Untersuchungen die Visitezeiten von Ärzten bei schwerkranken Patienten nur etwa halb so lang sind wie bei »normalen« Patienten.)

Besonders schwierig wird es für die Patienten immer dann, wenn sie sich über das, was sie gedanklich und gefühlsmäßig beschäftigt, nicht mehr mitteilen können. Wenn die Entlastung über eine Aussprache nicht mehr möglich ist, entsteht leicht ein innerer Stau. Viele Mitarbeiter fragen: Warum ist das so? Die Erklärung ist in einer unbewußten Kommunikation der Angst zu suchen: Der Patient sendet – sozusagen zwischen den Zeilen und häufig sehr verschlüsselt – Signale aus, die vom Gesprächspartner oft deshalb nicht aufgenommen, sondern eher abgeblockt werden, weil im Unbewußten die Ängste des Patienten die Ängste des Gesprächspartners »anstecken« und anstoßen. Am leichtesten sind die eigenen Ängste dadurch zu beschwichtigen, daß man deren Quelle im Patienten gleichsam abriegelt. Das geschieht dann häufig dadurch, daß die Gesprächsangebote des Patienten abgebogen werden, das Thema gewechselt wird oder die Sorgen des Patienten abgewiegelt werden: »Das kriegen wir doch wieder in den Griff« – »Warten Sie erst mal, bis das Frühjahr kommt«, oder noch direkter: »An so etwas sollten Sie gar nicht denken«. Gedanken und Empfindungen lassen sich vielleicht für den Gesprächspartner auf Knopfdruck abschalten – vor allem, wenn er das Krankenzimmer wieder verlassen hat –, nicht aber für den Patienten, für den sein Zustand bestehen bleibt. Er kann sich selbst ja nicht davonlaufen – und das offenbar immer weniger, je weiter die Krankheit seinen körperlichen Zustand verschlechtert. Das ist wohl die Begründung dafür, daß sich gerade die Gruppe der Schwerkranken so sehr mit der Möglichkeit eines tödlichen Ausgangs beschäftigt. Sie können ihrer Situation weniger »ausweichen« als andere Patienten und werden naturgemäß häufiger auf ihre Situation gestoßen: Wenn jemand vor zwei Wochen noch auf dem Flur auf- und abgehen konnte und dann plötzlich nicht einmal mehr den Waschtisch erreicht, dann wird er sich dazu seine Gedanken machen. In vielen Fällen haben die Patienten mehr mit Schmerzen zu kämpfen, sind häufig körperlich schwach und ausgezehrt, spüren deutlicher die Grenzen ihrer Möglichkeiten. Die Symptomatik hat sozusagen Aufforderungscharakter, in diese Richtung zu denken: Sie »wissen« es nicht nur, sondern sie erleben es buchstäblich am eigenen Leib, daß ihre Lebensperspektive bedrohlich kurz geworden ist. Dies dürfte schon schlimm genug sein für einen Kranken. Noch schlimmer aber wird er seine Situation erleben, wenn er niemanden mehr findet, mit dem er sich über seine Lage austauschen kann.

Durch die vorliegenden Ergebnisse wird die Dringlichkeit für eine Veränderung der gegenwärtigen Situation deutlich. Für alle, die mit Schwerstkranken zu tun haben, dürfte das bedeuten, daß zunächst einmal häufiger als bei weniger bedrohten Patienten damit zu rechnen ist, daß sich diese Gruppe gedanklich und bewußtseinsmäßig stark mit der Möglichkeit des eigenen Lebensendes auseinandersetzt und weiterhin – da es sich um hochgradig existentielle Inhalte und sehr angstbesetzte dazu handelt –, daß diese Patienten ein hohes Bedürfnis nach Austausch haben. Das vorliegende Ergebnis trägt in sich also noch einmal den Appell sowohl an Mitarbeiter als auch an Angehörige, damit zu rechnen, daß sie auf Menschen treffen, die menschliche Hilfe und persönlichen Beistand für diese Auseinandersetzung brauchen. Da der Kreis der Menschen, mit denen Sterbende zu tun haben, oft nur noch sehr klein ist, kommt den Kontakten in dieser Hinsicht eine um so größere Bedeutung zu.

Wie eine der früheren Berechnungen gezeigt hat, gehören diejenigen, die oft an die tödliche Bedrohung denken, weitge-

hend zu den Schwerkranken und Sterbenden. Man muß also
als Konsequenz aus den Ergebnissen formulieren: Weil sich die
schwerkranken und sterbenden Patienten dem unabänderlich
fortschreitenden Krankheitsprozeß mit all seinen Begleiterscheinungen kaum mehr gedanklich, bewußtseins- und erleb-
nismäßig entziehen können, werden sie mit ihrer Situation auch
schlechter fertig. Sie können offenbar weniger ausweichen, und
sie sind der Situation mehr ausgeliefert. Das bedeutet in aller-
letzter Konsequenz aber auch eine Eingrenzung der Anwend-
barkeit der Theorie von R. S. Lazarus: Solange Patienten noch
Perspektiven sehen, solange ihre Abwehr im psychoanalytischen Sinn noch intakt ist, so lange ist seine Theorie etwa in
dem Sinn anwendbar, daß die Wahl eines angemessenen Be-
wältigungsstils Bedeutung dafür hat, wie jemand mit seiner
Krankheit fertig wird. Wenn aber unter der akuten Lebensbedrohung die Abwehr eines Patienten zusammenbrechen sollte,
dann vermag auch kein angemessenes Bewältigungsverhalten
dem noch Einhalt zu gebieten, zumal die zur Verfügung stehenden Bewältigungsformen immer geringer werden.

Dieses Ergebnis legt zumindest nahe, für die Phase der akuten Lebensbedrohung davon auszugehen, daß die analytische
Theorie zutreffend davon ausgeht, daß unter der Erfahrung der
akuten Krise »Sterben« die kognitiven Möglichkeiten der
Steuerung sehr begrenzt sind beziehungsweise durch die Über-
flutung mit Angst völlig außer Kraft gesetzt werden können.
Dies bleibt als wesentliches Ergebnis der vorliegenden Untersuchung festzuhalten. Es unterstreicht noch einmal von einer
anderen Seite die Dringlichkeit einer intensiven emotionalen
Begleitung für Menschen in dieser letzten Lebensphase.

Die Bedeutung des Glaubens für die Betroffenen

Der Themenbereich »Leiden – Sterben – Tod« hat für theologische Überlegungen sowohl im zeitgenössischen Denken als
auch in den Traditionen der Schriften des Alten und des Neuen

Testaments große Bedeutung. Die Fragen berühren nicht nur den Lebensnerv des einzelnen, wenn er – in welcher Form auch immer – davon betroffen ist und versucht, angemessene Reaktionen auf die destabilisierenden Erfahrungen von Unheil im weitesten Sinne zu finden. Dies gilt genauso für die Gemeinschaft der Glaubenden, wenn sie versucht, die Herausforderungen des Lebens – und damit auch die Erfahrungen von Leid, Krankheit und Tod – im Licht des Glaubens zu sehen, das heißt zu reflektieren und zu deuten im Horizont der Erfahrungen und der eigenen Geschichte mit Gott, um von dorther dem einzelnen wiederum angemessene Hilfen für die Bewältigung bereitzustellen. Zugleich ist dieser Glaube mit seinen Erfahrungen aber für die Reflexion auch immer wieder »anstößig« und herausfordernd.

Die Fragen der Untersuchung bezogen sich darauf, inwieweit Theologie und Glaube Patienten helfen können, ihre Situation zu verstehen und angemessen zu verarbeiten. In diesem Sinne ging es darum zu klären, inwieweit sich der einzelne Patient in der Auseinandersetzung mit seiner augenblicklichen Situation durch seinen Glauben unterstützt und getragen fühlt.

Die Auswertung ergab in dieser Hinsicht wenig aussagekräftige Ergebnisse. Von den vielen errechneten Kombinationen und Querverbindungen ergab sich lediglich *eine* signifikante Abhängigkeit. Sie besteht zwischen dem »objektiven« Krankheitszustand und der Wichtigkeit des Glaubens in dieser speziellen Lebenssituation für die betroffene Person. Ob der Glaube für die betroffene Person in der schweren Krankheit wichtig ist oder nicht, hängt – kurz gesagt – weniger vom Alter und schon gar nicht vom Geschlecht ab, wobei ein Übergewicht der Frauen naheliegend gewesen wäre. Insgesamt bejahen die Frage: »Ist der Glaube in Ihrer jetzigen Lebenssituation für Sie bedeutsam?« 84 von den 102 befragten Patienten. Andererseits geben von der Gesamtzahl der Befragten nur 55 – also gut die Hälfte – eine ausdrücklich kirchlich-gemeindliche Bindung an, so daß davon auszugehen ist, daß kirchliche Bindung und Bedeutung des persönlichen Glaubens keineswegs identisch sind. Wohl aber wird man sagen dürfen, daß Menschen gerade auch in Krisenzeiten ihres Lebens nach wie vor den Glauben für relevant halten.

Auf diesem Hintergrund wird verständlich, warum Patienten gerade auch im Krankenhaus darauf warten, von einem Vertreter ihrer Kirche angesprochen beziehungsweise begleitet zu werden. Das Verlangen nach einem tragfähigen Halt im Glauben steigt offenbar mit dem Grad der Lebensbedrohung: Von den 84 Patienten, denen ihr Glaube in der aktuellen Situation wichtig ist, finden sich allein 41 aus der Gruppe der Todkranken, die insgesamt 47 Personen umfaßt, während nur 6 akut bedrohte Patienten angeben, daß ihr Glaube für sie keine Bedeutung hat. Ganz anders ist die Aufteilung bei den Kranken mit Heilungsaussichten. Hier antworten von den insgesamt 18 Patienten dieser Untergruppe auf die Frage nach der aktuellen Bedeutung ihres Glaubens 11 mit ja, mit nein 7 Patienten.

Insgesamt zeigt sich also ein viel ausgeglicheneres Verhältnis zwischen den beiden Teilgruppen. Vorsichtig formuliert wird man sagen dürfen: Mit dem Grad der äußeren und dann auch inneren Bedrohung wächst offenbar das Bedürfnis, dem etwas Tragfähiges entgegenzusetzen. Setzt man die Kumulation der Bedeutung des Glaubens bei den Schwerkranken in eine Beziehung zu dem Ergebnis, daß speziell diese Patienten keine große Erwartung mehr an die Möglichkeiten der Medizin haben, dann möchte man fast an die früher übliche Praxis denken: Der Doktor geht, der Pfarrer kommt. Daß eine solche Rollenaufteilung heutigen Ansprüchen und Erwartungen nicht mehr genügt, steht außer Frage. Wenn es aber stimmt, daß Sterbende nie ohne Hoffnung sind und daß sie diese Hoffnung gerade in der großen Krise des Sterbens brauchen, und wenn diese Hoffnung von seiten der Medizin nicht mehr bereitgestellt werden kann, dann ist verständlich, daß viele Patienten diesen Halt in ihrem Glauben suchen.

Wenn dieser Glaube dann nicht nur eine statisch-dogmatische Größe sein, sondern sich gerade im Sterben als lebendig erweisen soll, dann muß es allerdings Menschen geben, mit denen dieser Glaube erlebt und besprochen werden – und wenn es sein muß und wegen der physischen Kräfte noch möglich ist, auch noch bearbeitet werden kann. Denn gerade in der letzten großen Auseinandersetzung des Lebens zerbricht häufig ein jahre- und jahrzehntelang unbefragter Glaube, der ja nicht selten noch der »Kinderglaube« ist und dann im doppelten Sinn des Wortes frag-würdig wird. Daß dann eine Klärung ohne eine kompetente und hilfreiche Begleitung kaum möglich ist, braucht nicht eigens betont zu werden. Wie eine solche Begleitung konkret aussehen kann – bis hin zu einer Verlaufsschilderung – und welche Qualifikationen dazu Voraussetzung sind, wird im abschließenden Praxiskapitel eingehend besprochen.

6. Sterbebegleitung
Hilfen und Hinweise zu einer veränderten Praxis für alle Beteiligten

Zwischen Realität und neuem Bewußtsein

Die Notwendigkeit zur Neubesinnung

Immer wieder stoßen wir im Umfeld der Sterbebegleitung auf die zentrale Rolle von Angst und Unsicherheit bei allen Beteiligten, sowohl bei den professionellen Helfern als auch bei Angehörigen. Wenn wir für Sterbende fordern, von dem auszugehen, was sich bei ihnen zeigt, einschließlich des Rechts auf Verleugnung, dann dürfen auch alle anderen Beteiligten fordern, nach gleichem Maßstab behandelt zu werden. Auch bei ihnen muß der Ausgangspunkt das sein, was ist, und nicht das, was sein sollte! Das heißt aber nicht gleichzeitig, alles schon gutzuheißen, was sich an Verhalten zeigt. Im Gegenteil! Die Frage muß lauten: Was können und müssen wir an Hilfen bereitstellen, um allen Beteiligten zu ermöglichen, mit ihrer Situation und vor allem auch mit ihrer Angst oder Unsicherheit anders umzugehen und alternatives Verhalten zu erproben?[1]

Die Sicherheit in Haltung und Verhalten, die frühere Generationen Sterbenden gegenüber hatten, ist uns verlorengegangen. Die Frage ist, ob wir bereit sind, einen entsprechenden »Preis« für ein Umdenken zu bezahlen mit dem Ziel, die professionellen Helfer von Beginn ihrer Ausbildung an besser auf ihre Aufgaben vorzubereiten. »Nur so wird es möglich werden, dem Todesgeschehen im Krankenhaus einen respektablen Platz einzuräumen; nur so wird einfühlendes ärztliches und pflegerisches Handeln gegenüber dem Sterbenden mit einiger Verläßlichkeit sich entwickeln können.«[2] Aus meinen Seminaren mit Medizinstudenten und aus dem Unterricht an Krankenpflegeschulen weiß ich, daß es an Bereitwilligkeit und Bereitschaft vor allem bei denen nicht mangelt, die sich neu und anfänglich an diesen Problemkomplex herantasten.[3] Aber der Eindruck bleibt, daß gerade junge Menschen bei ihrer Suche nach angemessenem Verhalten schlicht allein gelassen werden. Eine spezifische Vorbereitung im Umgang mit Sterbenden für die Personen, die sich beruflich mit Todkranken auseinandersetzen müssen, ist bis heute die Ausnahme. Es gibt kaum jemanden, der jungen Menschen hilft, sich in einem damit notwendigerweise verbundenen inneren Prozeß mit den Fragen des zu Ende gehenden Lebens zu konfrontieren und diesen Prozeß auch mit Hilfen zu angemessenem Verhalten zu begleiten. Immer wieder wird deutlich, daß es zum Beispiel für das Pflegepersonal keinen Katalog für angemessene und benennbare menschliche und berufsethische Qualifikationen gibt. Meine Erfahrung ist, daß gerade junge Leute mit ungeheuer großen Idealen, aber auch zum Teil ganz überzogenen Ansprüchen an sich selbst ihre Arbeit beginnen[4], ehe sie irgendwann merken, daß sie sich völlig verausgaben und oft genug verunsichert und resigniert den inneren Rückzug antreten. Niemand sagt ihnen zum Beispiel, daß zu einer angemessenen Haltung – im Sinne einer dynamischen Balance sich und anderen gegenüber – nicht nur Nähe, sondern auch die Fähigkeit zur Distanzierung gehört, daß man nicht nur geben kann, sondern auch für sich »auftanken« muß und darf.[5]

Die Gefahr ist groß, daß Schüler und Studenten in den »Mühlen« der gängigen Stationsalltagssozialisation untergehen. Das wurde für mich immer dann deutlich, wenn es in der Schule oder im Studentenunterricht zum Beispiel um den Umgang mit der eigenen Betroffenheit nach dem Tod eines Patienten ging. Es traute sich kaum mal jemand, sich für die eigenen Tränen oder die eigene Traurigkeit Zeit zu nehmen. Oft war es nach den Schilderungen der jungen Leute die Angst vor den anderen, oft waren es aber auch negative Erfahrungen mit anderen Mitarbeitern, die eine Wiederholung eines solchen Versuches nicht angeraten erscheinen ließ – etwa wenn Reaktionen kamen wie: »Das wirst Du schon noch lernen müssen, so etwas wegzustecken.«

Wie ernüchternd die Lage ist, zeigt die Untersuchung eines Gießener Psychologen, der mehr als 300 Ärzte, Schwestern und Pfleger zu ihrem Erleben im Hinblick auf die Begleitung Sterbender befragte. Nur 28 Prozent der Befragten glauben, sich genügend Zeit für die Betreuung Sterbender nehmen zu können. Immerhin fast drei Viertel der Befragten beklagten ein deutliches Defizit. Ebenso bedenklich ist, daß 65 Prozent der Mitarbeiter sich nur sehr unzureichend auf die Sterbebegleitung vorbereitet sehen.[6]

Für eine alternative Praxis wird es also nicht nur um veränderte Wertorientierungen gehen müssen, sondern auch darum, Möglichkeiten anzubieten, angemessenes Verhalten zu bedenken, zu überprüfen und zu üben. Das gilt sowohl für die Arbeitsauffassung des Personals als auch für den größeren gesellschaftlichen Rahmen. Die Frage muß erlaubt sein, ob Ärzte und Krankenschwestern auch weiterhin und eher zunehmend für eine *medizinisch* orientierte Versorgung dasein und ausgebildet werden sollen. Nach wie vor ist es so, daß die Zielbestimmung des Krankenhauses den Bereich der Sterbebegleitung nicht umfaßt. Obwohl inzwischen die Mehrzahl der Bevölkerung im Krankenhaus stirbt (etwa 80 Prozent gegenüber 20 Prozent zu Beginn des Jahrhunderts), ist das Selbstverständnis dieser Institution weiterhin auf Heilung, Wiederherstellung und Gesundung ausgerichtet, und dies schlägt sich sowohl in der Ausstattung und in Arbeitskonzepten als auch in den Curricula für das Krankenhauspersonal nieder. Besonders ist dies an den Ausbildungsrichtlinien für das Krankenpflegepersonal und auch für die Medizinstudenten abzulesen. H. E. Richter berichtet in einem seiner Bücher, daß den Studenten der Tod lediglich als »Aufhören der materiellen Lebensvorgänge« nahegebracht wird.[7] Setzt man die Stunden, die für psychosoziale Fragestellungen aufgewendet werden, in Relation zu dem, was im naturwissenschaftlich-medizinischen beziehungsweise im fachlich-pflegerischen Bereich abzuleisten ist[8], dann steht dies in einem krassen Mißverhältnis. Auf der anderen Seite ist es verständlich, daß die im Krankenhaus Arbeitenden vor allem das verwirklichen, was sie gelernt haben, das heißt worin sie sich kompetent und sicher fühlen, womit sich der Kreis schließt. Zurück bleibt ein riesiges Defizit. So wird in den Krankenhäusern häufig eine Sterbebegleitung betrieben, die diesen Namen nicht verdient.

Kleine Schritte zu mehr Bewußtheit

In diesem Abschnitt stehen Überlegungen im Vordergrund, die sich gleichermaßen an alle richten, die sich mit dem Thema »Sterben« und »Sterbebegleitung« auseinandersetzen. Dabei spielt es keine Rolle, ob sie nun selbst Betroffene sind – persönlich oder beruflich – oder ob das Thema »Sterben und Tod« sie ganz einfach interessiert. Es geht dabei zunächst um sehr kleine Schritte der Annäherung, die aber auf Dauer – nicht nur beim einzelnen – viel verändern können.

Gerade in der Sterbebegleitung wird in letzter Zeit sehr häufig und dringlich nach neuen *Konzepten* gerufen, nach veränderten organisatorischen Strukturen und verbesserten Ausbildungsrichtlinien. Das ist zweifellos wichtig. Aber ebenso wichtig ist die Frage, was ich tun kann, wenn ich heute oder morgen für mich persönlich beginnen will, »anders« mit diesem Thema umzugehen. Ich möchte antworten: Beginnen Sie damit, sich dort auf das »Sterben mitten im Leben« einzulassen, wo Sie ihm begegnen. Finden Sie für sich selbst zu mehr Bewußtheit! Wir alle sind so in Anspruch genommen von vielen an sich wichtigen Aufgaben und Vorhaben, daß es kaum noch eine Atempause gibt – und sei es für ein paar Minuten. Aber diese wenigen Minuten sind nötig, ja sogar Voraussetzung dafür, daß ich mir meiner überhaupt bewußt werden kann, daß ich Zeit und Muße habe, um mich den Fragen zu stellen: Wozu ist denn das alles gut, was ich da mache? Was ist das Ziel, und *wohin* soll es mich führen? Es ist die alte Frage nach dem Hintergrund meines Tuns, nach dem Ziel meines Strebens, nach dem Sinn meines Lebens. Es fällt uns heute ausgesprochen schwer – und sei es nur für kurze Zeit –, alles aus der Hand zu legen und einfach dazusein – uns unseres Daseins bewußt zu werden – und damit auch der Bedingungen unseres Daseins. Wenn Sie jetzt gleich damit anfangen wollen: Haben Sie schon einmal darüber nachgedacht, daß Sie jeder Herzschlag, auch der, den Sie gerade jetzt beim Lesen dieser Zeilen spüren, Ihrem Tod ein kleines Stückchen näher bringt? Nehmen Sie sich einen Augenblick Zeit – jetzt – zu spüren, was sich in Ihnen regt. Beunruhigt Sie dieser Gedanke? Dann lassen Sie ihn und die Beunruhigung einfach mal zu!

Lassen Sie die Gedanken, Bilder, Erinnerungen zu, die Ihnen dazu kommen. Halten Sie kurz ein mit dem Lesen und schließen Sie vielleicht sogar die Augen dabei, um sich einzulassen auf das, was von innen als Ihre Reaktion auf diesen Gedanken aufsteigt. Ein kleiner Schritt zu mehr Bewußtheit über das, was die Bedingung nicht nur unserer – nein, auch *meiner* Existenz ist: daß unser Leben begrenzt ist! Ein Zeitgenosse beschrieb unser Lebensgefühl treffend mit folgenden Worten: »In hundert Jahren sind wir alle tot, wir alle – nur ich nicht!«

Ich kann das Sterben und seine Vorboten bei anderen nicht annehmen, wenn ich selber ständig auf der Flucht bin! Niemand kann dauernd mit dem Bewußtsein seines eigenen Sterbens leben – sicher nicht! Deshalb ist der Anspruch des Satzes auch überzogen: »Lebe jeden Tag so, als wenn es dein letzter wäre«. Es ist aber schon viel gewonnen, wenn wir wenigstens hin und wieder die Bewußtheit über die Endlichkeit auch des *eigenen* Lebens zulassen. Wir »wissen« alle, wie schnell es zu Ende sein kann, aber wir lassen dieses Wissen nicht in unser Bewußtsein dringen. Dabei ist es doch so, daß unser Leben unaufhaltsam seinem Ende entgegensteuert. Keinen Tag unseres Lebens wird es je wieder geben – selbst wenn wir ihn auf die Minute genauso gestalten würden. Es wäre schon viel, wenn wir einen Abschied als solchen einmal bewußt wahrnehmen würden: Da geht wirklich etwas zu Ende. Wir merken es jedoch allenfalls bei einem Abschied für lange Zeit, daß die bange Frage im Hintergrund lauert: Werden wir uns wirklich wiedersehen, oder war es vielleicht das letzte Mal? Es ist bekannt, daß viele Menschen Geburtstage nicht ausstehen können – weil sie Älterwerden hassen, wie sie sagen. Wann haben Sie zuletzt einen Geburtstag zur Bewußtheit genutzt – zu ganz bewußten Fragen? Man kann solche Fragen so leicht mit viel Trubel übertönen. Viele haben Angst, daß solche Fragen, solche Augenblicke sie depressiven Gefühlen aussetzen könnten. Und?

Kann es nicht sein, daß mit der Traurigkeit etwas Wesentliches ans Licht kommt? Daß vielleicht etwas nicht stimmt, daß ich mit etwas einfach immer so weitermache, obwohl ich genau weiß, daß ich etwas ändern müßte! Fragen und Bewußtheit zuzulassen sind Voraussetzung dafür, das Leben nicht sinnlos zu vergeuden. Nur so werden wir unsere Zeit nicht leerlaufen lassen und uns auf das hin entwickeln, was wir eigentlich sind und was wir wollen in und mit unserem Leben, wird uns bewußt, welchen »Grundbedingungen« wir unterliegen. Will ich anderen in ihrem Sterben beistehen können, geht es nie nur um den Erwerb äußerer Fertigkeiten und Kompetenzen – egal, ob aus der Gesprächsführung, dem Pflegebereich oder der Applikation von Analgetika. Wesentliche Voraussetzung ist immer auch die Bereitschaft, sich innerlich auf das Lebensthema »Sterben« einzulassen – zunächst einmal für sich selbst.

Was ich von Sterbenden lernen kann

Damit sind wir bei einer Wahrheit, die ich mühsam und schmerzlich und gegen viel innere Widerstände in mir selbst von Sterbenden gelernt habe: daß auch ich sterblich bin und daß auch ich in meinem Leben nicht unendlich viel Zeit habe! Sie brachten mich auf eine Realität, die auch mein Leben prägt: Mein Leben ist begrenzt, aber gerade durch die Begrenzung wird das wichtig, was geschieht, was *jetzt* ist. Ich kenne die Gefahr in meiner Vorstellung, meiner Phantasie, das Eigentliche immer in die Zukunft zu verlegen. Das Wesentliche kommt noch! Ich kenne die Gefahr, auf bessere Zeiten zu warten. Das ist trügerisch! »Wenn ich mein Examen habe, wenn ich erst mal die nächste Stufe meiner Laufbahn erreicht habe, wenn die Kinder groß sind, wenn erst mal der Ruhestand erreicht ist, dann . . .« Es ist oft tragisch, die Auswirkungen einer solchen Haltung in den Aussagen von Angehörigen nach dem Tod eines Menschen zu hören: »Das ganze Leben haben wir uns nichts gegönnt, wir haben nichts gekannt als Arbeiten und

Schaffen. Wir wollten uns einen schönen Lebensabend machen
– und jetzt . . .« Wir können unser Leben nicht auf die Zukunft
verschieben – irgendwann demnächst! Dies ist mein Leben –
hier und jetzt! Das wirft ein kritisches Licht auf all das, was ich
als »unerledigte Geschäfte« vor mir herschiebe, was ich an
wichtigen Entscheidungen immer wieder vertage. Durch die
Begrenztheit des Lebens, die ich bei anderen erlebe, kann mir
bewußt werden, wie durch eben diese Begrenzung die »ge-
schenkte Zeit« kostbar und wertvoll ist. Diese Einsicht kann
helfen, behutsam und sorgfältig mit meinem eigenen Leben
und mit meiner eigenen Zeit umzugehen.

Und ein Zweites wird mir durch das Miterleben von Sterben
immer wieder deutlich: wie sehr ich auch im Sterben der bin,
der ich im Leben war. Im Sterben spiegelt sich oftmals – wie
unter einem Brennglas gebündelt – das eigene Leben: Was ich
mir im Leben nicht erworben habe, steht mir auch im Sterben
nicht zur Verfügung. In bezug auf die Bewältigungsmöglichkeiten (siehe Kap. 4) heißt das zum Beispiel: Wer früher immer
versucht hat, auszuweichen, sich bestimmten (schmerzlichen,
traurigen, hilflosen) Seiten des Lebens nicht bewußt gestellt hat,
dafür keine »Bewältigungsmöglichkeiten« entwickelt hat, wird
sie auch in der letzten Phase seines Lebens nicht zur Verfügung
haben. Wenn Eheleute zum Beispiel nicht gelernt haben, sich
wirklich gefühlsmäßig nahe zu sein, diese Gefühle auch zu leben und auszudrücken, oder wenn sie sich gegenseitig immer
etwas vorgemacht haben – und sei es mit dem Motiv, sich gegenseitig zu schonen –, wie sollen dann in der dramatischen Situation des Sterbens und des Abschied-nehmen-Müssens andere Haltungen und Verhaltensweisen zur Hand sein, die
vorher nie eingeübt wurden? Wie soll dann eine Nähe entstehen, die die schmerzlichen Seiten des Lebens nicht ausspart,
sondern einzuschließen fähig ist – also ein tiefes Vertrauen und
eine innige Nähe, die wirklich tragen können? Insofern stimmt
die alte Weisheit, daß das Leben die Vorbereitung auf das Sterben ist, wie sie in einer jüdischen Geschichte erzählt wird: »Als
Rabbi Bunam im Sterben lag, weinte seine Frau. Er sprach:

›Was weinst du? All mein Leben war ja nur dazu da, daß ich sterben lerne.‹«[9] Herbert Vorgrimler, Schüler und Kollege des berühmten Theologen Karl Rahner, berichtet von einem Brief, den Rahner um seinen 60. Geburtstag herum, mitten aus der hektischen Konzilsarbeit heraus, geschrieben hat. Dort heißt es: »So bin ich also bald im 60. Lebensjahr. In Gottes Namen. Man lebt ja, um zu sterben. Und also darf man sich nicht beklagen, daß die Hauptprobe des Lebens immer dringlicher wird.«[10]

Auch Angehörige brauchen Hilfe

Es ist aber keineswegs so, daß den Weg der Trauer und des Loslassens nur die Sterbenden selbst gehen müssen. Er bleibt auch denen nicht erspart, die als Betroffene – als Ehepartner, Kinder, Verwandte oder Freunde – auf der anderen Seite stehen. Nicht selten sind sie es, die viel mehr als der Sterbende selbst stützende Zuwendung brauchen. Wie wesentlich die mitmenschliche Begleitung im Sterben für den betroffenen Patienten ist, beginnt langsam durch eine Fülle von Publikationen auch in das Bewußtsein einer breiteren Öffentlichkeit einzudringen. Margaret I. Fitsch, Ausbildungsleiterin für Krankenschwestern in Toronto (Kanada), berichtete auf dem internationalen Krebskongreß in Hamburg, daß Patienten häufig klagen: »Niemand kommt mich besuchen, seit ich weiß, daß ich sterben muß.« Die Vereinsammung liegt nach ihrer Meinung darin, daß Freunde und Angehörige nicht wissen, wie sie mit Todkranken reden sollen. Aus Furcht davor gehen sie dem Kranken dann lieber aus dem Weg.[11]

Auch Angehörige verlieren eine wichtige Bezugsperson – auch sie müssen mit einem herben Verlust fertig werden. Und für sie ist ja mit dem Tod auch nicht alles zu Ende. Im Gegenteil. Der schwierige Teil der Trauerarbeit beginnt dann häufig erst. Aber auch während der letzten Lebensphase eines Kranken geht es schon darum, sich auf eine Wirklichkeit einzustellen, die unausweichlich auf sie zukommt. Entsprechend vielfältig sind die Reaktionen, mit denen auch sie versuchen, die äußeren Veränderungen innerlich zu verarbeiten. Auch bei ihnen findet man eine ganze Palette von Reaktionen: vom Verharmlosen bis zur kompletten Verdrängung. Ich erinnere mich an den Ehemann einer noch jungen Krebspatientin, der mit dem nahen Tod seiner Frau einfach nicht fertig werden konnte. Er hatte panische Angst davor, mit der elfjährigen Tochter allein zurückzubleiben. Entweder versuchte er, die Ärzte zu immer neuen Therapieversuchen zu bewegen, oder – was weitaus schlimmer war – er bedrängte seine Frau: »Du mußt einfach wieder gesund werden – laß dich nicht so gehen – wir brauchen dich doch!« Die Ehefrau war in ihrem eigenen Prozeß schon viel weiter als ihr Mann. Sie hatte sich mit dem Unvermeidlichen schon mehr oder weniger abgefunden. Um so schlimmer war es, daß ihr Mann sie aus seiner Angst heraus nicht in Ruhe sterben lassen konnte.

Dies ist nur ein Beispiel von vielen, wo nahe Angehörige bis an den Rand ihrer psychischen Stabilität belastet und mit ihrem eigenen Prozeß gänzlich überfordert sind, geschweige denn den anderen begleiten können. Sie sind viel zu sehr mit sich selbst beschäftigt, als daß sie sich auch noch um den Sterbenden sorgen könnten. Sie brauchen selber Aufmerksamkeit und Zuwendung, häufig aber auch einfach jemanden, der sie buchstäblich – oft auch in übertragenem Sinn – an die Hand nimmt und sie führt oder ihnen die Informationen bereitstellt, die sie brauchen, um das so unbekannte, fremde und beängstigende Geschehen verstehen und verarbeiten zu können. Dies soll an einer Situation verdeutlicht werden, die mit zu den schlimmsten für alle Betroffenen gehört: der Begleitung der Angehörigen in der Todesstunde eines Menschen, der ihnen nahegestanden hat: Wie soll man sie mit der Tatsache konfrontieren, daß zum Beispiel der Ehemann, der Vater, der kurze Zeit vorher noch lebte, nun plötzlich tot ist? Dies sind im Leben der unmittelbar Betroffenen nicht nur die schlimmsten Augenblicke, sondern gleichzeitig im Sinne der Bewältigung von Wirklichkeit auch die größten Herausforderungen, die das Leben abverlangt. Es soll gezeigt werden, wie in kleinen Schritten versucht werden muß, die psychisch-emotionalen Grundgegebenheiten der Beteiligten miteinzubeziehen.

Die wichtigste Aufgabe wird zunächst darin bestehen, die Beteiligten mit der neuen Situation, die furchtbar und angstbesetzt ist, zu konfrontieren: Der Ehemann, der Vater ist tot. Konfrontieren heißt in diesem Fall zunächst im ursprünglichen und dann auch im übertragenen Sinn: heranführen an die neue Wirklichkeit, und das bedeutet konkret: heranführen an den Toten. Allein dies ist schon eine schwierige Herausforderung, da mit Panikreaktionen zu rechnen ist: vom gellenden Schreien bis zum erstarrten Verhalten. Hier ist ein Klima zu schaffen, das akzeptierend ist, das Raum schafft, in dem Emotionen – auch in sonst ungewohnter Heftigkeit – sich äußern und entladen können, weil diese Emotionen Lebensäußerungen sind, psychische Reaktionen auf diese schlimme Wirklichkeit. Andererseits machen heftige Emotionen auch den Beteiligten selbst oft angst, weil sie fürchten, von ihnen fortgespült zu werden, die Kontrolle über die eigenen seelischen Vorgänge und damit sich selbst zu verlieren. Deshalb müssen solche Emotionen zunächst einmal zugelassen werden, um sie dann einzugrenzen und zu strukturieren. Das gefühlsmäßige Chaos muß in eine äußere Form eingegeben werden, die gleichzeitig Halt gibt und der Angst entgegenwirkt.

Nach der »Hinführung« wäre dann ein weiterer Schritt zu tun: das »Berühren«. Da unser Erleben immer ganzheitlich ist, leben wir davon, Dinge und Wirklichkeiten »handgreiflich zu erfassen«, sie dadurch zu erfahren, daß wir sie spüren und berühren und nicht nur sehen und wissen. Gerade unter diesem Vorzeichen ist es wichtig, den toten Leib zu berühren. Damit ist ein wesentlicher Schritt zum »Erfassen« der neuen Wirklichkeit gegeben und die Voraussetzung dafür geschaffen, daß eventuell sogar »letzte Dinge« am toten Leib vollzogen werden können.

Vielen Menschen fällt diese »Annäherung« ausgesprochen

schwer. Sie heben abwehrend die Hände, schlagen sie vor das Gesicht, um nicht wirklich hinschauen zu müssen, oder bleiben gar an der Tür stehen, weil sie die neue Realität nicht an sich heranlassen wollen. Oft müssen Angehörige dazu aufgefordert beziehungsweise ermutigt werden, nach dem anfänglichen Schock doch etwas näher an das Bett heranzutreten und sich dem Toten zu nähern. Nicht selten wird der gerade Verstorbene noch als Lebender erlebt, weil nicht sein kann, was nicht sein darf: »Er atmet doch noch.« – »Nein, er atmet nicht mehr, er ist tot.« Wenn diese Worte mit der Einladung verbunden werden, näher an den Verstorbenen heranzutreten, ihn zu berühren, zu ertasten, kann dies ein erster wichtiger Schritt auf dem Weg in die neue Realität sein.

Nicht selten ist zu beobachten, daß dann, wenn Angehörige aufgefordert werden, den Mann oder die Frau, den Vater oder die Mutter noch einmal zu berühren, ihnen noch einmal über die Stirn und die Wangen zu streicheln, die ganze innere Betroffenheit herausbricht und häufig unter Tränen und Stammeln noch einmal erlebt wird, wer der andere war und was jetzt verlorengegangen ist. In diesem Sinne ist es wichtig, das Klagen quasi anzustoßen, sozusagen herauszufordern, damit die Trauer nicht unterdrückt und zurückgehalten wird mit der Gefahr, daß der Trauerprozeß nicht in Gang kommt. Gleichzeitig sollte sie aber auch für den Anfang in Grenzen gehalten werden, damit sich die Betroffenen nicht übermäßig ängstigen.

Gerade unter dem Aspekt der Trauer sei noch einmal auf die ordnende und Sicherheit gebende Funktion des rituellen Geschehens hingewiesen. Der Ritus will ja nicht nur unter formalen Gesichtspunkten Hilfe anbieten, sondern auch unter inhaltlichen. Es ist wichtig, Worte zu finden, um die Wirklichkeit und das eigene Erleben auszudrücken, wo den Betroffenen selbst oft die Worte fehlen. Es geht darum, die erlebte Ohnmacht und Traurigkeit auszudrücken, das Unbegreifliche zu benennen, um es dann – häufig erst viel später – hinnehmen und annehmen zu können.

Wer kann so etwas tun? Am ehesten vielleicht der Pfarrer,

falls er verfügbar ist und gewünscht wird. Aber häufig wird auch nach dem Arzt und dem Pflegepersonal gerufen, das diese Aufgabe noch erfüllen soll. Natürlich wird dies, wo es möglich und in einer dringenden Situation notwendig ist, von ihnen übernommen. Aber das kann nicht immer und selbstverständlich gefordert werden, zumal Ärzte und Pflegepersonal bei den Angehörigen oft auch Abwehr und Kälte, ja Gleichgültigkeit erleben. Die starke emotionale Belastung provoziert die eigene Einschätzung, für eine solche Situation nicht ausreichend vorbereitet zu sein. Das wiederum führt zu Vermeidungstendenzen: Es werden Distanzierungstechniken entwickelt, um die eigene emotionale Balance zu erhalten, wie folgende Beispiele aus dem Klinikalltag belegen: Der Sohn einer Patientin, die in einer anderen Stadt wohnt, gibt an, keine Zeit zu haben, als er darüber informiert wird, daß seine Mutter im Sterben liegt, obwohl Feiertag ist. – Die Tochter eines Patienten möchte von der Station informiert werden, wenn die Mutter stirbt, aber nicht, wenn das nachts sein sollte. – Dem Ehemann wird angeboten, ein zweites Bett in das Zimmer seiner Frau zu stellen, damit er auch nachts bei ihr sein kann. Er lehnt ab, weil das zu belastend sei. – Ein Mann fühlt sich überfordert, im Wechsel mit den Kindern bei seiner Frau bis zu ihrem kurz bevorstehenden Tod zu wachen, weil er den Anblick nicht ertragen könne.

So bitter diese Beispiele sein mögen, sie zeigen doch vor allem die blanke Angst oder die pure Hilflosigkeit – auch wenn sie sich äußerlich als Ignoranz oder Kaltschnäuzigkeit zeigen. So ist dies Phänomen weniger ein Anlaß für abfällige oder hämische Bemerkungen, sondern eher Aufruf zu einer Hilfestellung, die im doppelten Sinn greift: zunächst natürlich für die Angehörigen selbst, dann aber auch für die Sterbenden, damit sie durch ängstliche Distanzierung vor ihrem Tod nicht isoliert werden.

Hilfe für Angehörige vor und nach dem Tod kann unmöglich von einer Gruppe allein geleistet werden. Hier sind viele gesellschaftliche Gruppen gefragt, egal ob sich das Hilfsangebot in Trägerschaft einer Volkshochschule, einer Selbsthilfegruppe oder einer Kirchengemeinde realisiert. Wichtig ist, daß etwas geschieht. Leider gehören kirchliche Gruppen nicht zu den Vorreitern, obwohl gerade hier zweifellos ihr ureigenster Ort wäre, wie der verstorbene Münsteraner Pastoraltheologe Adolf Exeler schreibt: »Wenn sie (die christliche Gemeinde, Anm. d. Verf.) sich nicht mehr an den Problemen und Bedürfnissen, Fragen und Leiden ... der konkreten Menschen ... orientieren wollte, würde sie ihren Auftrag verraten.«[12] Wie überaus groß das Bedürfnis ist, Hilfe für diesen Bereich zu bekommen, erlebten kürzlich die Mitarbeiter des Völkerkundemuseums in Frankfurt. Sie hatten eine Ausstellung über Rituale und Sitten fremder Völker rund um die Themen Tod und Jenseits organisiert. Von dem Besucheransturm und vor allem den vielfältigen emotionalen Reaktionen vieler Besucher wurden sie völlig überrascht, vor allem zu Beginn der Ausstellung fühlten sie sich damit gänzlich überfordert. Offenbar bestehe ein ungeahnt starkes Bedürfnis, sich mit dem vielfach verdrängten Thema »Tod« auseinanderzusetzen, meinte die Afrika-Expertin Beate Zekorn. Weniger als Völkerkundlerin denn als Seelsorgerin, Trösterin und Psychologin sei sie in Gesprächen mit Besuchern gefragt. Viele Besucher suchten das persönliche Gespräch und berichteten von Trauerfällen in ihrer Verwandtschaft.[13]

In der Bundesrepublik sterben jährlich allein etwa 13 000 Kinder und Jugendliche. Häufigste Todesursache sind Verkehrsunfälle, bei denen Kinder ihren Eltern plötzlich genommen werden. An zweiter Stelle der Ursachen steht Krebs, und bei den älteren Kindern und Jugendlichen spielt die Selbsttötung bereits eine große Rolle. Auch dies ist eine schwierige Problematik für die Bewältigung durch die betroffene Familie. Besonders allein gelassen und unverstanden fühlen sich solche Eltern, die ihr Kind nach einer Frühgeburt oder als Säugling schon nach wenigen Lebenstagen verloren haben. Es läßt sich nur ahnen, wie groß das Ausmaß an unverarbeiteten Erfahrungen und Gefühlen in diesem Bereich sein dürfte.

Wenn sich auf diesem Gebiet – wo immer möglich – Initiativen oder Kreise entwickeln (siehe auch das Beispiel der inzwischen mehr als eintausend Hospiz-Initiativen in der Bundesrepublik), die sich um Trauernde kümmern, hat das einen positiven und hoffnungsvollen Effekt. Denn ein vom Sterben eines Menschen betroffener Angehöriger braucht Rückhalt durch andere. Allein zu trauern ist schwer – eigentlich sogar unmöglich. Nichtverarbeitete Trauer kann verheerende Folgen haben. Sie kann nicht nur psychische Störungen hervorrufen – sie kann regelrecht krank machen.

Die Sorge, etwas falsch zu machen

Aufgrund mangelnder Kompetenz im Umgang besonders mit schwerkranken und sterbenden Menschen fühlen sich Angehörige, aber auch professionelle Helfer oft verunsichert und fragen: Wie mache ich es richtig? Was darf ich sagen, wie soll ich mich verhalten? Ich möchte nichts falsch machen!

Die große Gefahr liegt nicht darin, einen Fehler zu machen; weitaus schlimmer ist es, aus Angst, etwas falsch zu machen, sich gar nicht mehr zu verhalten, indem man sich aus dem Kontakt mit einem Sterbenden zurückzieht, wie es heutzutage so oft geschieht. Der Kranke spürt sehr schnell, wenn man sich wirklich für ihn »interessiert« und sich an ihm orientiert. Das wird für soviel Vertrauen in der Beziehung sorgen, daß man sich ruhig auch Fehler leisten kann. In der Sterbebegleitung geht es *nicht darum, perfekt zu sein*, sondern *»Mensch« zu bleiben*. Wenn jeder Fehler das »Aus« des Kontaktes wäre, hätten wohl viele Gespräche zu Ende sein müssen, ehe sie überhaupt begonnen haben. Eines meiner ersten Gespräche in der Heidelberger Strahlenklinik zu Beginn meiner pastoralpsychologischen Ausbildung ist ein gutes Beispiel dafür. Aus heiterem Himmel und mitten aus einem harmlosen Gespräch heraus über die Schönheiten des Odenwaldes – aus dem die Patientin stammte – sah mich die Frau mit durchdringenden Augen an und fragte: »Was glauben Sie, werde ich hier jemals wieder herauskommen?« Ich weiß heute noch, wie mir das Blut in den Kopf stieg und die beklemmende Pause bedrohlich lang wurde. Ich war völlig durcheinander und erzählte ihr etwas von guten Spezialisten hier im Hause und dem Rückhalt ihrer Familie, von dem sie erzählt hatte. Aber helfen konnte ich ihr in meiner Panik natürlich nicht. Ich versuchte, für mich wieder Boden unter die Füße zu bekommen, also ein Thema zu finden, das nicht so schrecklich gefährlich war. Bald darauf verließ ich fluchtartig das Zimmer. Das Thema war mir zu heiß! Ich bin einige Zeit später wieder hingegangen, nachdem ich mich mit einem erfahrenen Kollegen besprochen hatte – aber wieder mit zitternden Knien. Man kann lernen – sicher mit Mühe und gegen innere Widerstände –, die eigene Angst zu bestehen und sich nicht von ihr beherrschen zu lassen. Und das ist dann schon sehr viel: hinzugehen und da zu sein! Wenn der andere das ehrliche Bemühen spürt, dann, so habe ich es oft erlebt, hilft mir der Patient sogar über meine eigenen Klippen hinweg, denn er spürt ja häufig auch meine eigenen Grenzen. Wenn wir soweit kommen, daß wir uns nicht nur die »Schokoladenseiten« zeigen, sondern auch die anderen: unsere Ängste, Sorgen und unsere Verletzlichkeit, aber auch unsere Bedürftigkeit und unsere Sehnsucht nach Kontakt, Nähe und Verständigung, dann geschieht bereits das Entscheidende. Ich habe nur sehr langsam verstanden, daß Sterben zum Leben dazugehört, ein Teil des Lebens ist, der sehr wohl wert ist, gelebt zu werden – häufig sogar als sehr lebendiges Geschehen. Ich habe erlebt, wie hilflos und ausgeliefert, ja wie ohnmächtig ich oft darin bin, wie sehr ich an die Grenzen meiner Möglichkeiten komme, wie wenig ich mich selber in der Hand habe, wie schutzlos ich auch bin. Ich habe aber auch erlebt, daß mich diese Seiten nicht in den Abgrund stürzen. Im Gegenteil, ich habe erfahren: Wenn ich bereit bin, meine eigenen Grenzen, meine Hilflosigkeit in den Kontakt zum Patienten miteinzubringen, daß daraus eine ganz neue Gemeinsamkeit und Solidarität entstanden ist, weil das genau die Gefühle sind, die auch der Kranke häufig erlebt, nur mit dem Unterschied, daß er vor ihnen sehr viel schwerer flüchten kann als ich. So geht es weniger darum, alles mögliche zu »m a c h e n«, wenn ich mit Sterbenden zu tun habe. Mit Aktivitäten versuchen wir gewöhnlich nur, unsere Unsicherheit oder unsere Ängste zu überspielen. Viel wichtiger ist es, in einem umfassenden Sinn dazusein: dem anderen als der Mensch gegenüberzutreten, der ich bin, mit meinem wachen Bewußtsein, mit meinem Empfinden und meinen Ängsten, meinen Erfahrungen, meiner Geschichte – und dann offen zu sein dafür, wie wir uns – von Mensch zu Mensch – begegnen können. Allein darauf kommt es an: daß wirkliche Begegnung möglich wird – solange sie aus physischen Gründen möglich ist.

Diese Grundgesetzmäßigkeiten gelten nicht nur für Menschen, die bei Angehörigen oder Freunden den Verlauf einer schweren, zum Tod führenden Erkrankung miterleben, sondern für alle Mitarbeiter im Krankenhaus. Auch für sie wünscht man sich zunächst einen einfach »menschlichen« Umgang mit ihren Patienten. Allerdings macht der *regelmäßige* und *dauernde* Kontakt mit Patienten im Sterben auch besondere Haltungen und Verhaltensweisen notwendig. Mitarbeiterinnen und Mitarbeiter im Krankenhaus brauchen im guten Sinne des Wortes professionelle Fähigkeiten für die Kommunikation, weil ihnen ansonsten nur die Wahl bleibt, nach einiger Zeit selber »krank« zu werden an so viel äußerer und innerer Belastung oder sich innerlich abzuschotten – was ebenfalls nicht sinnvoll sein kann. Gerade bei Krebspatienten werden die Mitarbeiter durch die lange Krankheitsdauer und die immer wieder notwendig werdenden Krankenhausaufenthalte häufig zu festen Bezugspersonen der Patienten. Wenn sie mitansehen müssen, wie sich der Zustand bis zum Tod immer mehr verschlechtert, ohne wirkungsvoll helfen zu können, bedeutet das für sie eine starke psychische Belastung. Aber auch dann haben Sterbende Wünsche und Bedürfnisse, sich wandelnde und andere, als wir das als Gesunde oft vermuten. In den Vordergrund tritt der Wunsch nach Verständnis und nach menschlichem Aufgehobensein. Wie ausgeprägt diese Bedürfnisse gerade auch an Mitarbeiter sind, formuliert eine junge Frau, die selbst Schwester ist, an die Adresse ihrer Kolleginnen und Kollegen:

»Ich bin eine Lehrschwester. Ich sterbe. Ich schreibe dies für Euch, die Ihr Schwestern seid oder werdet, in der Hoffnung, daß dadurch, daß ich meine Gefühle mit Euch teile, Ihr eines Tages besser befähigt seid, jenen zu helfen, die in derselben Situation sind wie ich.

Ich bin jetzt aus dem Krankenhaus heraus – vielleicht für einen Monat, für sechs Monate, vielleicht für ein Jahr –, aber niemand mag über solche Sachen sprechen. Tatsächlich mag niemand überhaupt viel reden. Die Pflege durch die Schwestern soll rasch vonstatten gehen, aber ich wünschte, es ginge noch viel schneller. Man hat uns beigebracht, in dieser Situation nicht oberflächlich fröhlich zu sein, die Routine des ›Alles-in-Ordnung‹ zu vermeiden, und wir schaffen das auch sehr schön. Aber nun steht man verlassen in einer einsamen, schweigenden Leere. Wenn das fürsorgliche ›Gut, gut‹ vorbei ist, bleibt dem Pflegestab nur die eigene Verletzlichkeit und Furcht. Im sterbenden Patienten wird nicht mehr eine Person gesehen, und daher kann mit ihm auch keine Kommunikation aufgenommen werden. Er ist ein Symbol für das, was jeder Mensch fürchtet und von dem jeder weiß, zumindest akademisch, daß er es eines Tages erfahren wird. Was hat man uns bei der Ausbildung in psychiatrischer Krankenpflege nicht alles über das Zusammentreffen von Gemütsbewegungen zum Schaden von Patient und Schwester erzählt! Und viel wurde davon geredet, daß man die eigenen Empfindungen kennen müsse, bevor man einem anderen bei den seinen helfen könne. Wie wahr!

Aber für mich gilt, heute habe ich Furcht und jetzt muß ich sterben. Ihr betretet mein Zimmer und verlaßt es wieder, gebt mir Medikamente und prüft meinen Blutdruck. Liegt es daran, daß ich selbst eine Lehrschwester bin oder einfach nur ein Mensch, daß ich Eure Furcht empfinde? Und Eure Furcht beflügelt meine eigene. Warum habt Ihr Angst? Ich bin es doch, die stirbt!

Ich weiß, Ihr fühlt Euch unsicher, Ihr wißt nicht, was Ihr sagen oder was Ihr tun sollt. Aber glaubt mir bitte, wenn Ihr Euch sorgt, dann könnt Ihr gar keinen Fehler machen. Gebt einfach zu, daß Ihr Euch Sorgen macht. Das ist es in Wirklichkeit, wonach wir suchen. Es mag sein, daß wir Fragen stellen nach Warum und Wozu, aber wir erwarten nicht eigentlich Antwort. Lauft nicht weg, wartet! Alles, was ich wissen will, ist, daß da jemand sein wird, um meine Hand zu halten, wenn ich das nötig habe. Ich habe Angst. Der Tod mag für Euch eine Routine werden, aber er ist neu für mich. Vielleicht seht Ihr in mir nichts Einzigartiges, aber ich bin noch nie zuvor gestorben. Für mich ist e i n m a l ziemlich einzigartig!

Ihr flüstert über meine Jugend, aber wenn jemand stirbt, ist er dann wirklich noch so jung? Ich habe eine Fülle von Dingen, über die ich gerne reden würde. Es würde wirklich nicht viel von Eurer Zeit beanspruchen, denn Ihr seid ohnehin oft in meinem Zimmer.

Wenn wir nur ehrlich sein könnten, wenn wir nur beide unsere Angst zugeben und einander berühren könnten. Wenn Ihr Euch wirklich Sorgen macht, würdet Ihr dann wirklich soviel von Eurer wertvollen Professionalität verlieren, wenn Ihr sogar mit mir weintet? Einfach von Person zu Person? Vielleicht wäre es dann nicht so hart zu sterben – in einem Krankenhaus mit Freunden zur Seite.«[14]

Dieser eindringliche und eindrucksvolle Brief macht auf der einen Seite die ganze Bedürftigkeit einer jungen sterbenden Frau deutlich, ihren Wunsch nach Kontakt und ehrlicher Zuwendung, auf der anderen Seite beschreibt er aber sehr ungeschminkt die weitgehend übliche Art der Reaktion der Mitarbeiter. Sie beschränken sich auf das, worauf sie sich verstehen, was sie gelernt haben, wo sie sich sicher fühlen: auf Bettenmachen und Blutdruckmessen, auf Körperpflege und Infusionanlegen. Aber häufig verbirgt sich dahinter die pure Unsicherheit: Wie soll ich denn mit all dem umgehen, was an Erwartungen auf mich zukommt? Wie soll ich das alles verkraften, wenn ich das an mich heranlasse? So geraten Mitarbeiter fast zwangsläufig in einen inneren Zwiespalt zwischen den Ansprüchen an die Qualität der eigenen Arbeit, auch im emotionalen Bereich, und der Angst, aufgesogen zu werden. Außerdem führt die Stellenknappheit immer mehr zu einer unzumutbar hohen Arbeitsbelastung. Über die Auswirkungen dieser Belastungen stellte der Arzt Andreas Ullrich bei einer Untersuchung durch das Münchener Max-Planck-Institut für Psychiatrie an zwölf repräsentativ ausgewählten bayerischen Kliniken mit aller Deutlichkeit fest: Psychovegetative Erschöpfungszustände sind an der Tagesordnung. Schwestern, die durch die Wund- und Körperpflege, das Bettenmachen etc. näher am Patienten sind und deshalb emotional auch stärker am Schicksal des Patienten beteiligt, klagen zu 80 Prozent über Müdigkeit und Reizbarkeit.[15] Aber auch bei den Medizinern leiden 40 Prozent unter Kopfschmerzen und 30 Prozent an Herz- und Magen-Darm-Beschwerden. Erschreckend ist auch, daß fast die Hälfte der Befragten familiäre Krisen auf ihre Arbeitssituation zurückführen.[16]

Deshalb wird unter Mitarbeitern im Krankenhaus, die direkt konfrontiert sind mit Schwerkranken und Sterbenden, immer wieder der Ruf nach Praxisanleitung beziehungsweise der Wunsch nach berufsbegleitenden Gesprächsgruppen laut, wo einerseits das eigene Erleben verarbeitet werden kann und andererseits Hilfen gegeben werden, wie man anders und besser auf konkrete Situationen reagieren kann.

Das folgende Beispiel kann – mit allem Vorbehalt als »Modell« – dafür dienen, worauf es bei der Begleitung – in diesem Fall bei der Begleitung der Eltern eines sterbenden Kindes – ankommt. Es ist zwar ein Beispiel aus dem seelsorglichen Bereich, aber ich möchte es an dieser Stelle trotzdem einfügen, weil der emotionale Prozeß, auf den es in der Begleitung – hier der Angehörigen – ankommt, hier deutlich erlebbar ist. Trauer ist nur durch Trauer aufzulösen. Dieser Satz wird in diesem Beispiel verifiziert.

Michaels Tod – Begleitung im Sterben

Michael war mit seinen eineinhalb Jahren bereits fünfmal an Darmkrebs operiert worden. Der Dünndarm mußte ihm bis auf acht Zentimeter entfernt werden. Und doch konnte er trotz der Eingriffe so nicht weiterleben. Als die Stationsschwester mich anrief, war dies zur Gewißheit geworden, und sie sagte: »Die Eltern sind ganz verzweifelt.« Als ich das Intensivzimmer betrat, sah ich Michael in seinem hohen Gitterbett auf dem Rücken mit ausgebreiteten Armen liegen, dahinter an der Erde auf einer Pritsche seinen Vater. Er und seine Frau wechselten sich ab; so war immer, Tag und Nacht, einer der beiden da. Der Vater war erstaunlich gefaßt. Er erzählte mir zuerst die Krankengeschichte und dann, was Michael für sie bedeutete. Die beiden älteren Kinder waren zehn und zwölf Jahre alt. Michael war ein Nachkömmling, er war das, was man ein »Sonntagskind« nennt: Er steckte alle an mit seinem sonnigen Gemüt und mit seiner Lebensfreude – zu Hause und auch hier im Krankenhaus. »Und soviel Kraft, wie der Bursche schon hat, und wieviel Persönlichkeit er schon ist«, sagte der Vater stolz, und es standen ihm dabei die Tränen in den Augen. Aber jetzt war Michael matt und ohne Kraft, er konnte kaum noch ein Auge aufhalten, das andere war ihm schon zugeschwollen; er japste nach Luft. Es tat mir in der Seele weh – wie schwer mußte es für die Eltern sein, ihn wieder herzugeben!

Einen Tag später wurde ich wieder gerufen: »Jetzt ist die Mutter da – heute morgen hat man ihr gesagt, daß es keine Hoffnung mehr gibt – sie ist völlig außer sich.« Ich hatte mich kaum vorgestellt, als es auch schon wie ein Sturzbach aus ihr hervorbrach: »Ach, bleiben Sie mir doch gestohlen mit Ihrem Gott! Erzählen Sie mir doch keine Märchen, ich weiß jetzt, was ich davon zu halten habe – nichts, rein gar nichts! Oder können sie mir das hier erklären? Das ist doch völlig widersinnig! Sonntag für Sonntag bin ich brav in die Kirche gegangen und habe an den ›lieben Gott‹ geglaubt. Ist das hier das Ergebnis seiner Liebe? Sehen Sie sich das doch an – den kleinen Kerl sterben zu lassen – wie kann der das zulassen, daß unser Junge stirbt?«

Ich erlebte ihre Worte wie Hiebe, die auf mich niedergingen; sie trafen mich tief. Ich muß ziemlich »bedröppelt« dagestanden haben. Nein, ich wußte auch keine Antwort, nicht einmal eine Erklärung. Ich war nur froh, daß dies nicht mein erster Kontakt mit diesem Zimmer und mit Michael gewesen war. Als ich aufschaute, sah ich in ein wütendes, verbissenes, hoffnungsloses Gesicht, und aus den Augen traten mir ihre Wut, ja fast schon so etwas wie Haß entgegen.

Ich habe einfach dagestanden und Michaels winzige Hand gestreichelt und gesagt, was ich fühlte: meine Ohnmacht, daß ich nicht verstehe, daß ich ihre Fragen auch nicht beantworten kann, daß mir weh tut, was ich mitansehen muß. Ein Gebet zu sprechen habe ich nicht gewagt.

Zwei Tage später, Dienstag mittag, werde ich wieder gerufen. Michael wird bald sterben. Als ich ins Zimmer komme, tritt mir eine ganz veränderte Mutter gegenüber: Ihr Gesicht ist trotz der Tränen irgendwie gelöst, und als sie mir die Hand gibt, schaut sie mich mit einem Lächeln und warmherzigen Augen an: »Ich wollte, daß Sie noch einmal zu Michael kommen.« Und wieder stehen wir uns an seinem Bettchen gegenüber, aber heute ganz anders als vor zwei Tagen.

Sie erzählt noch einmal, wie sehr sie an Michael hängt, wie sehnlich sie ihn erwartet hat, wie schön die Schwangerschaft für sie war. Aber sie fürchtet sich auch vor der Zeit, wenn er nicht mehr da ist. Jetzt jedoch kann sie auch die andere Seite sehen: »Wenn der Darm nicht mitwächst und Michael immer eine Flasche tragen müßte, wo ihm die nötigen Dinge zugeführt werden, Tag und Nacht, wenn er nicht laufen und springen könnte wie die anderen Kinder, dann ist es vielleicht besser so.«

Nachdem wir noch eine ganze Weile gesprochen und an seinem Bett gestanden haben, sage ich ihr: »Ich möchte Michael gerne segnen, aber ich weiß nicht, ob Sie einverstanden sind.« Ja, sie ist es. Und so lege ich Michael meine Hand auf seinen strohblonden Schopf, während er in kurzen, flachen Atemzügen verzweifelt nach Luft ringt, und versuche, Worte zu finden und beginne fast stammelnd: »Herr, wir stehen hier am Bett von Michael und spüren unsere ganze Ohnmacht. Er muß sich so quälen, und wir können ihm nicht helfen. Das ist unheimlich schwer. Herr, es gibt so viele Fragen und so wenige Antworten und immer wieder die Frage nach dem Warum. Herr, du machst es uns nicht leicht, und doch wagen wir zu hoffen und zu glauben, daß Michaels Leben aufgehoben ist in den Herzen der Menschen, die ihn lieben und auch bei dir. Und wir danken dir für soviel Freude und Wärme, die er – so klein – doch schon in die Welt gebracht hat. Herr, halte deine Hand über Michael, auch in seinem Sterben, denn auch für ihn gilt: Du hast uns bei unserem Namen gerufen, und wir sind dein.« Dann mache ich ihm das Kreuzzeichen auf seine kleine Stirn, die ganz heiß und gleichzeitig kalkweiß ist, und bitte die Mutter, es auch zu tun. Und dann bricht noch einmal all die Sehnsucht und die Trauer aus ihr heraus, sie weint bitterlich, und auch mir laufen dicke Tränen über die Backen. Aber neben der Trauer und dem Schmerz lag auch etwas Lösendes und Befreiendes darin: Wir konnten beides spüren und es uns zeigen und darin eine ganz neue tiefe Solidarität erfahren – und gleichzeitig Einwilligung in das, was unvermeidlich geworden war.

Michael ist noch am gleichen Tag gestorben. Seine Eltern habe ich nicht wiedergesehen. Hier ging es um die Eltern, die dieses Kind mit soviel Liebe erwartet und in seiner Entwicklung begleitet haben. Dazu war es ein »Sonntagskind«, das viel Sonnenschein und Lebendigkeit in das Leben der Familie gebracht hat. Und das alles soll nun zu Ende sein? Daß sich die Eltern dagegen wehren und dagegen kämpfen mit allen zur Verfügung stehenden Mitteln, mit dem Mut der Verzweiflung, ist nur allzu verständlich, besonders auch für die Mutter. Und doch wird an diesem Beispiel deutlich, wie ein innerer Weg von der Abwehr zur Akzeptanz führt, wenn es möglich wird, nicht nur »darüber« zu reden, sondern den eigenen Gefühlen Ausdruck zu geben. So ist die Wut der Mutter, die aus Verzweiflung und Ausweglosigkeit kommt, eine wichtige Station auf diesem inneren Weg, den sie zurücklegt. Wichtig ist, daß diese Wut sich äußern kann, daß sie einen Adressaten findet. Dazu ist es wichtig, daß ich da bin und ihre Worte aushalte. Es stimmt, daß oftmals nichts anderes bleibt als das Weinen und Klagen – und auch das Anklagen. Im letzten wütenden Aufbegehren findet die Mutter einen Weg, ihren Gefühlen Ausdruck zu verschaffen. Und das ist sehr wichtig. Erst wenn das herauskommen kann, wird die nachfolgende Trauer möglich. Sie muß jetzt nicht mehr kämpfen gegen das Unabwendbare. Die Trauer verwandelt Verbissenheit in Annahme. Sie beginnt den Verlust innerlich zu realisieren, und in der Trauer beginnt sie, ihr geliebtes Kind herzugeben. Und trotz des Schmerzes werden ihre Züge und ihr Herz weich. Es geht eine innere Verwandlung mit ihr vor, die sie nicht als »zerbrochene« Frau zurückläßt. Und in dieser Verwandlung wird sie fähig zu einer neuen »Sicht«, die noch zwei Tage vorher unmöglich gewesen wäre: » . . . dann ist es vielleicht besser so.«

Damit dies alles möglich wurde, gab es eine Voraussetzung: daß jemand da war, daß ihre Wut gehört wurde und einen Adressaten hatte und daß sie in ihrer Trauer und in ihrem Schmerz nicht allein war in diesem Augenblick. Und erst, als dies für sie *erlebbar* war – und gleichzeitig wohl auch durch die Entwicklung hindurch –, wurde die andere Sicht möglich, und sie wurde bereit dafür. Zwei Tage früher wäre sie nicht offen dafür gewesen.

Daß dieser Prozeß möglich wurde, dazu brauchte sie *jemanden*. Die weißen Wände helfen ihr dabei nicht. Aber es braucht sicher auf seiten des Helfers einige fachliche Kompetenz, um zu durchschauen, was abläuft, um sich nicht persönlich angegriffen zu fühlen und gekränkt zu reagieren und sich erst dann wieder zuzuwenden, als sie die Nähe des anderen in ihrer Trauer brauchte. So etwas »kann« man nicht einfach. Aber man kann lernen, in solchen Situationen richtig zu reagieren. Deshalb sollen im folgenden Möglichkeiten vorgestellt werden, wie solche Kompetenzen erworben werden können.

Modelle zur Praxisanleitung
im klinischen Bereich

Balintgruppen

Als Balintgruppe bezeichnet man ein Modell von »Fallarbeit«, das in den 50er Jahren von dem Londoner Arzt und Psychoanalytiker M. Balint entwickelt wurde, um problematische Kontakte und Störungen in der Beziehung zwischen Arzt und Patient zu verbessern. Später wurden diese Gruppen aber immer mehr zu interdisziplinären Einheiten, in denen auch andere Berufe vertreten waren wie Seelsorger, Psychologen, Sozialarbeiter und Krankenschwestern und -pfleger. Ziel der Arbeit im Sinne Balints ist es, eine Verbesserung des Zusammenspiels zwischen beruflicher Rolle und der Persönlichkeit zum Beispiel des Arztes oder der Krankenschwester zu erreichen. Es geht dabei nicht primär um eine Selbsterfahrung, die jedoch häufig in einem sekundären Effekt ausgelöst wird. Das Ziel ist »eine begrenzte, jedoch wesentliche Umstellung in der Persönlichkeit . . .«[17]

Es geht in dieser Arbeit darum, die automatischen Abläufe im eigenen Verhalten anderen gegenüber zu erkennen, zu reflektieren und möglichst zu verändern, weil sie häufig von unbewußten Motiven gesteuert werden (zum Beispiel Ängsten), die unserem eigenen wachen Bewußtsein meistens nicht zugänglich sind. Es handelt sich um quasi blinde Flecken unserer Persönlichkeit, die der Grund für immer wiederkehrende Fehler im Kontakt mit anderen sind und die, wenn sie dem Bewußtsein nicht zugänglich gemacht werden, ein ganzes Leben so bestehen bleiben können.

Balints Vorhaben war ursprünglich die Verbesserung der Beziehung Arzt – Patient, damit es zu einer ganzheitlichen Sicht durch die Berücksichtigung von psychischen und somatischen Anteilen in einer patientenorientierten Medizin kommen könne. Heutzutage wird dieses Modell globaler eingesetzt mit dem Ziel, zu einer Verbesserung der professionellen Kompetenz für alle beteiligten Berufsgruppen im Kontakt mit dem Patienten zu kommen. Gearbeitet wird immer an konkreten Fällen und Erfahrungen der Teilnehmer unter der Leitung eines erfahrenen Therapeuten.

Seminar zur Sterbebegleitung

Das Konzept von Koch und Schmeling, das in der Abteilung für Medizinische Psychologie am Universitätskrankenhaus Hamburg-Eppendorf entwickelt wurde, scheint mir nicht nur eines der ausgereiftesten zu sein. Die Autoren dieses Konzepts gehen davon aus, daß dem modernen Menschen ein Todesbewußtsein fehlt, weil ihm die Möglichkeit der Todeserfahrung vielfach entzogen ist und Kommunikationshemmungen den Weg verbauen, zusammen mit anderen den Tod wieder menschlicher zu gestalten. Da eine spezielle Vorbereitung im Umgang mit Sterbenden für die Personen, die sich beruflich mit ihm beschäftigen müssen, die Ausnahme bildet, fordern sie, die Sterbeproblematik in der Ausbildung zum Arzt oder zur Krankenschwester nicht länger auszuklammern. Im Gegenteil sollte sie ein wichtiges Thema im Rahmen der medizinpsychologischen Ausbildung sein. Entsprechend dieser Forderung bieten sie als ersten Schritt ein Lernprogramm für den Umgang mit Sterbenden an. Zielgruppe sind Medizinstudentinnen und -studenten im vorklinischen Studienabschnitt, Ärztinnen und Ärzte sowie sich in Ausbildung befindende oder bereits im Beruf stehende Krankenschwestern und -pfleger. Das Programm strebt bestimmte Lernziele auf sozialer, kognitiver und affektiver Ebene an und den Erwerb entsprechender Fähigkeiten und Fertigkeiten für den Umgang mit schwerkranken und sterbenden Patienten. Besonders der Frage, wie offen der Kommunikationsprozeß mit dem Kranken gestaltet werden soll, wird hier breite Aufmerksamkeit geschenkt.[18] In der Formulierung der Lernziele wird dies bereits deutlich. Die Teilnehmer sollen:

— »versuchen, sich in die Lage eines unheilbar Kranken hineinzuversetzen, um für diese Situation sensibel zu werden,
— sich klar machen, daß die Möglichkeiten des Sich-Hineinversetzens begrenzt sind,
— erkennen, daß es das Ziel sein sollte, dem Patienten selbst möglichst viel Raum für die Entscheidung zu geben, wann er wie offen über seine Krankheit kommunizieren will,
— aus den Signalen des Patienten ablesen können, wie offen dieser kommunizieren will (beziehungsweise wie weitgehend er aufgeklärt werden will),
— reflektieren, wieweit sie die Bereitschaft zur offenen Kommunikation (beziehungsweise zur Aufklärung) dem Patienten zu verstehen geben,
— die möglichen Folgen einer offenen Kommunikation (beziehungsweise Aufklärung) abschätzen können.«[19]

Das Programm dieses Ausbildungskonzepts, das als Zielgruppe alle Berufsfelder des medizinischen Personals umfaßt, die mit Sterbenden zu tun haben, ist auf die Dauer einer Woche (fünf Tage) zugeschnitten – oder besser komprimiert, denn hier liegt wohl die größte Schwachstelle des ansonsten sehr brauchbaren Konzepts: Verhaltensänderungen setzen einen längeren zeitlichen Rahmen voraus. Was in einem Wochenkurs allenfalls ermöglicht werden kann, sind »Erkenntnisse« und der eine oder andere Anstoß, aber nicht Verhaltensmodifikationen, die auch zu einer wirklich veränderten Praxis führen. Wird jedoch in einer solchen Woche die Motivation geweckt, sich verstärkt mit diesem Problembereich auseinanderzusetzen, dann wäre schon sehr viel erreicht.

Kompaktseminar: Angstreduzierung

Ein anderes Modell stellt H. Straub vor.[20] Es geht dabei nicht um eine berufsbegleitende Fortbildung, sondern um eine thematisch sehr eingegrenzte Zielsetzung. Das Kompaktseminar versucht, die »psychologischen Fertigkeiten im Umgang mit eigenen Emotionen«[21] zu verbessern. Dieses Modell versucht vor allem, die Angst der Beteiligten zu verringern, die häufig ein adäquates Umsetzen von Wissen und Können verhindert. Im Vordergrund stehen die Auseinandersetzung mit der eigenen Sterblichkeit sowie die Konfrontation mit dem Sterben anderer durch Selbstdarstellung in der Kleingruppe wie Rollenspiele, Impulsreferate, Gespräche etc. Das Ziel dieses Modells ist, für den Teilnehmer »eine emotionale Balance zu erreichen, die ihm die Realisierung seines Handlungswissens ermöglicht, ohne Vermeidungsreaktionen im emotionalen Zuwendungsbereich zu zeigen. Er muß lernen, mit der eigenen Angst umzugehen.«[22] Dieses Modell lehnt sich eng an verhaltenstherapeutische Interventionsverfahren aus der klinischen Psychologie an, die über Desensibilisierung und Konfrontation eine Angstbehandlung versuchen.

Skill-Training: Erwerb von Fertigkeiten

Ebenfalls Wochentrainings, aber mit dem Ziel, diese später fortzusetzen, bietet Paul Sporken neben seiner Tätigkeit als Professor für Ethik an der Medizinischen Fakultät der Universität Maastricht an. In den sogenannten Skill-Trainings soll vorrangig das Gesprächsverhalten in Begleitungsgesprächen mit Schwerkranken und Sterbenden verbessert werden, was für Sporken »die Meisterung der eigenen Gefühle« beinhaltet, damit der »Aufbau einer zwischenmenschlichen und wahrhaft helfenden Beziehung mit dem Kranken ermöglicht wird«[23].

Ein ähnliches Ziel verfolgen auch die Konzepte, die besonders im Blick auf Ärzte versuchen, durch verändertes Ge-

sprächsverhalten zu verbesserter Kommunikation und befriedi-
genderen Arzt-Patienten-Beziehungen auf dem Hintergrund
einer psychosomatisch-psychotherapeutischen Orientierung zu
kommen.[24]

Hausinterne Fortbildung

Inzwischen sind vor allem größere Krankenhäuser dazu über-
gegangen, für die Mitarbeiter in eigener Regie Fortbildungen
zu organisieren. Dabei bildet der Sterbebeistand häufig ein
Schwerpunktthema deshalb, weil von den Teilnehmern besonders dort und im Bereich Gesprächsverhalten ein großes Defizit eigener Kompetenz beklagt wird. Sosehr eine solche mehr
thematisch orientierte Arbeit Anstöße und Anregungen geben
kann, so hat sie doch auch einen großen Nachteil: Häufig wird
das Defizit zwischen den aufgezeigten Modellvorstellungen
und der eigenen Realität um so schmerzlicher erlebt, mit dem
Effekt, daß das Gefühl eigener Unzulänglichkeit nur noch größer wird.

Ich möchte solche hausinternen Fortbildungstage keineswegs generell abwerten, aber das Problem besteht darin, daß
über einen weitgehend verstandesorientierten Zugang zu den
Themen noch kein wirkliches Verhaltenstraining erreicht werden kann. Vor allem sehr interessierte und engagierte Mitarbeiterinnen und Mitarbeiter, die dazu auch ihr eigenes Verhalten
kritisch zu reflektieren geneigt sind, beklagen häufig, daß sie
die Zusammenhänge zwar verstanden haben, aber in der Realität immer noch hinter ihren »Einsichten« und den eigenen Ansprüchen zurückbleiben. Vor allem dann, wenn diese Diskre-
panz über lange Zeit aufrechterhalten wird, kommt es zwangsläufig zu enttäuschten und resignierten Reaktionen, die zusätzlich noch viel Motivation und Kraft absorbieren.

Es wäre deshalb sinnvoll, hauseigene Fortbildung immer als
Kombination anzubieten: auf der einen Seite in regelmäßigen
Abständen Fortbildungstage anzubieten, zu Schwerpunktthe-

men wie patientenorientiertes Verhalten, Gesprächsführung, Sterbebeistand, Wahrheit am Krankenbett etc., die auch in diesen Fragen Vorsichtigen und in Kommunikationsprozessen Ungeübten die Möglichkeit geben, auf einer weniger »gefährlichen«, kognitiven Ebene mit solchen Themen in Kontakt zu kommen. Zusätzlich aber sollte auf jeden Fall die Möglichkeit bestehen, für alle, die mehr suchen und sich eingehender mit dem eigenen Verhalten im Patientenkontakt beschäftigen möchten, Gruppen zur Praxisanleitung, sogenannte Supervisionsgruppen, anzubieten, durch die das aufgezeigte Defizit aufgefangen werden kann.

Supervisionsgruppen

Auch wenn es sehr unterschiedliche Konzepte für Supervisionsarbeit gibt, je nachdem, welcher psychologischen Theorie oder Schule sie sich verpflichtet fühlt (Psychoanalyse, Psychodrama, Gestalttherapie, klientenzentrierte Gesprächsführung oder soziale Gruppenarbeit), so ist diesem Konzept doch gemeinsam, daß es auf unterschiedlichen Ebenen arbeitet und ansetzt: Zum einen geht es schwerpunktmäßig natürlich um die Beziehungserklärung bei unbefriedigenden Kontakten zwischen Mitarbeitern und Patienten. Häufig entsteht beim Arzt oder der Schwester ein diffuses Gefühl, daß man mit der oder dem »irgendwie nicht so richtig klarkommt«, ohne daß man aber genauer sagen könnte, wo der »Knackpunkt« liegt. Mit Hilfe von schriftlichen Gesprächsaufzeichnungen (Verbatims), Rollenspielen, aber später auch im Erkenntnisgewinn durch theoretische Modelle, die Zusammenhänge aufdecken können, wird versucht, die Kontaktblockierung zu verstehen und durch Verhaltensmodifikationen, die ganz konkret eingeübt werden, aufzulösen. Dabei ist die Gruppe insofern wichtig, als davon ausgegangen wird, daß durch die einzelnen Mitglieder psychische Anteile repräsentiert werden, die in den agierenden Personen und ihren Interaktionsstilen von Bedeutung sind. Dadurch lernen nicht nur diejenigen, die ihren Fall vorgestellt haben, sondern auch die übrigen Gruppenmitglieder aus solchen Erfahrungen. Auf diese Weise soll durch die Lernerfahrung in der Gruppe, die sich bei 14tägigen oder monatlichen Treffen über zwei bis drei Jahre (oder auch länger) hinziehen kann, eine langsame Verbesserung der kommunikativen Kompetenz und damit eine größere Zufriedenheit mit und in der eigenen Arbeit erreicht werden.

Darüber hinaus wird aber zur Verbesserung der eigenen Rolle, die man selbst in der Gruppe spielt, und der psychischen Zusammenhänge, die damit verbunden sind, eine Reflexion des psychischen Prozesses der Supervisionsgruppe gehören. Fragen etwa, wer mit welchen Mitteln welchen Einfluß ausübt, warum an welcher Stelle des Gruppenprozesses welche Fragestellungen auftauchen oder vermieden werden, sind in diesem Zusammenhang relevant. Damit wird eine größere Transparenz von Prozessen erreicht, die in allen Gruppen – zum Beispiel Stationsteams – notwendigerweise eine Rolle spielen. Sind Gruppenmitglieder in solchen Abläufen geschult, können viele unrühmlichen und kräftezehrenden Auseinandersetzungen verhindert werden.

Schließlich spielt in Supervisionsgruppen noch eine weitere, sehr bedeutende Frage eine Rolle: die Frage der institutionellen Strukturen, unter denen gearbeitet wird. Dabei wird das Augenmerk auf die Rahmenbedingungen (zum Beispiel die Werte und Normen, die häufig unausgesprochen vorausgesetzt werden) gerichtet, die die Institution oder Personen in Leitungsfunktionen vorgeben und die nicht selten zu deutlichen Reibungspunkten führen. Hierher gehört aber auch die Analyse von Arbeitsabläufen (zum Beispiel im Stationsalltag), die sich vielleicht verselbständigt haben, aber den veränderten Bedingungen nicht mehr angemessen sind. Hier geht die Supervisionsarbeit schon fast in den Bereich der Organisations- beziehungsweise Institutionsberatung über, in der es dann um die Beschäftigung mit Strukturen und Abläufen und Möglichkeiten der Veränderung geht.

Solche Supervisionsgruppen sind unterschiedlich aufgebaut: Häufig werden sie als Teamsupervision angeboten, etwa auf Stationen, auf denen die Mitarbeiterinnen und Mitarbeiter besonders psychisch belastet sind (zum Beispiel Intensivstationen oder Kinderonkologie). Dann nehmen üblicherweise alle Mitglieder der Station daran teil. Dieses Modell ist in Krankenhäusern noch recht selten vertreten, während es in anderen sozialen Institutionen wie Kinderheimen, Beratungsstellen etc. bereits zum üblichen Standard gehört.

Ein anderes Modell arbeitet mehr auf dem Angebotsbereich. Eine Supervisionsgruppe wird in einem Krankenhaus angeboten, und Interessierte melden sich für eine Teilnahme. Dadurch sind Vertreter aus mehreren Pflegeteams beteiligt. Bei der zunehmenden psychischen Belastung der Arbeit in Krankenhäusern sollte wenigstens die zweite Möglichkeit angeboten werden – ja, sie *muß* für jedes Haus dringend gefordert werden, das Wert auf kompetente und zufriedene Mitarbeiter legt. Gerade im Bereich einer angemessenen und verbesserten Sterbebegleitung können nicht immer neue Forderungen gestellt werden, ohne entsprechende Hilfen anzubieten, mit denen der einzelne seine professionelle Kompetenz verbessern und sich zusätzlich psychisch entlasten kann.[25]

»Beziehung ist Verkündigung«
Pastorale Hilfen im Sterben

Guter Wille allein reicht nicht

Die Problematik eines angemessenen Umgangs mit Sterbenden gilt keineswegs nur für das medizinische Personal, sie gilt ebenso für Mitarbeiterinnen und Mitarbeiter im kirchlichen Dienst, ob im evangelischen oder katholischen Raum tätig, und ebenso für Pfarrer. Es stellt sich die Frage, wie es möglich wird, daß Mitarbeiter, die innerhalb der Gemeinde oder in kirchlichen Krankenhäusern Schwerkranken und Sterbenden begegnen, lernen können, angemessen und einfühlsam mit ihnen umzugehen. Eine Zielbeschreibung ließe sich etwa folgendermaßen formulieren: Kirchliche Mitarbeiterinnen und Mitarbeiter müssen fähig sein, eine personale Beziehung zu Menschen im Sterben aufzubauen, in der die Verheißung Jesu, daß auch im Tod Leben ist, nicht nur proklamiert wird, sondern in der Interaktion zwischen den betreffenden Personen auch erlebt werden kann. Es geht darum, auch im Sterben einem Menschen soviel Leben wie möglich zu eröffnen und dem Patienten dabei zu helfen, »mit der letzten Krise so umzugehen, wie es ihm durch seine Erfahrungen, seine Worte und Ziele möglich und zum Teil auch vorgegeben ist«[26].

Es wird besonders darauf ankommen, die Bedürfnisse von Menschen im Sterben zu erkennen und entsprechend den eigenen Möglichkeiten darauf einzugehen. Diese Bedürfnisse lassen sich folgendermaßen beschreiben:

1.   das elementare Streben nach Selbstverwirklichung (das, was wir für uns sind, auch für andere sein zu können).

2.   das unmittelbare Verlangen nach Teilhabe (dessen, was wir im Leben gemeinsam besitzen, nicht schon im Sterben beraubt zu werden) und

3.   das Bedürfnis nach Kommunikation (über die Voraussetzungen unseres Lebens miteinander sprechen zu können).[27]

Für den hier relevanten Bereich soll zur Verdeutlichung noch ein vierter Punkt hinzugefügt werden, obwohl er implizit unter Punkt 3 schon mitgegeben ist:

4.   das Bedürfnis nach Austausch über die Fragen nach dem Sinn des eigenen Lebens und Leidens und nach Austausch über Fragen des persönlichen Glaubens.

Daß die beschriebenen Bedürfnisse Sterbender angemessen zur Geltung kommen, wird neben den institutionellen Rahmenbedingungen am meisten durch persönliche Unzulänglichkeit derer verhindert, die mit ihnen zu tun haben. Das gilt auch für Mitarbeiterinnen und Mitarbeiter im pastoralen Bereich. Die Proklamation von hehren Zielen und Idealen im Zusammenhang des Dienstes für andere enthebt keineswegs menschlicher und existentieller Bedingungen und Grenzen, etwa den in der Tiefe wirksamen kreatürlichen Ängsten vor dem eigenen Tod und dem Sterben anderer. Nicht schon deshalb, weil man einen Anspruch des Evangeliums für sich selbst übernimmt oder einlösen möchte, wird man ihm in der direkten Konfrontation mit Menschen im Sterben gerecht. Diese Grenzen zu erleben und wahrzunehmen wäre schon ein wichtiger erster Schritt, denn eine große Schwierigkeit besteht darin, »daß das Sterben eines Menschen von seinen Begleitern die Auseinandersetzung mit dem eigenen Tod verlangt. Nur wer sich dieser Auseinandersetzung stellt, . . . kann sinnvoll Sterbehilfe leisten. Das verlangt, mit den eigenen Ängsten bei der Begleitung Sterbender umgehen zu lernen, um zu verstehen und auszuhalten, was den Sterbenden zutiefst bewegt. Das Einfühlen in seine Situation nötigt häufig das Eingeständnis der eigenen Ohnmacht ab.«[28]

Das Hindernis dabei aber besteht darin, daß ein großer Teil der eigenen Ängste und des damit verbundenen Abwehrverhaltens dem eigenen Bewußtsein nicht zugänglich ist, also unbewußt verläuft. Nichtsdestoweniger werden aber diese Reaktionen in entsprechenden Situationen wachgerufen und eingesetzt. Anschaulich wird dies vielleicht am ehesten am Beispiel eines Teilnehmers an einem unserer Ausbildungskurse. Der junge Mann hatte eine neurochirurgische Station zugeteilt bekommen. Er besuchte dort einen Patienten, der kurz zuvor wegen eines Hirntumors operiert worden war. Dieser litt sehr unter den damit verbundenen Gedächtnislücken und Wortfindungsstörungen. Eine erste Klage darüber und erstes Weinen des Patienten hatte der Seelsorger erfolgreich abgewehrt, indem er ihn nach seinem Wohnort fragte. Als sich dort auch noch gemeinsame Bekannte finden ließen, war der gefährliche Boden zunächst verlassen. Der Patient erzählte von seiner Familie und von seinen Kindern. Als ihm dann aber trotz intensiven Überlegens der Name eines Sohnes nicht einfallen wollte, begann er bitterlich zu weinen. Das war für den jungen Seelsorger offenbar zuviel. Recht unvermittelt fragte er den Patienten, ob er ihm den Segen spenden dürfe. Der Patient blickte ihn überrascht an, signalisierte aber gleichzeitig durch Kopfnicken seine Zustimmung. Der Seelsorger sprach eine Segensformel und verabschiedete sich danach vom Patienten.

Bei der nachfolgenden Gesprächsanalyse in einer Kleingruppe mit anderen Kursteilnehmern war ihm der tiefere Sinn seines Ausweichens absolut nicht bewußt. Im Gegenteil verteidigte er sein Verhalten und war fest davon überzeugt, dem Patienten das gegeben zu haben, was er zu diesem Zeitpunkt brauchte: die Zusage der Nähe Gottes. Es war ihm gegen seine inneren Widerstände kaum begreiflich zu machen, wie sehr er dem Patienten hätte helfen können, wenn er bei ihm geblieben wäre und Anteil genommen hätte an seiner Traurigkeit und seiner inneren Erschütterung über die katastrophalen Auswirkungen seiner Erkrankung. Dann hätte er die Zusage der Nähe Gottes nicht nur verbal verkündet, sondern auch durch sein Verhalten eingelöst. Danach wäre es angemessen gewesen, in einem Gebet oder dem Zuspruch des Segens Gottes Nähe und seine Zuwendung zu diesem Menschen noch einmal verbal zu formulieren. So blieb der Patient in seiner Verzweiflung und Gebrochenheit allein, und der Segen, mit dem der Seelsorger ihm »etwas« geben wollte, hing buchstäblich in der Luft, war nicht »geerdet«. Die Worte waren nicht eingelöst durch ein entsprechendes Verhalten.

Mit einem solchen Verhalten verspielt der Seelsorger viel Kredit, und zwar nicht nur, weil hier die Glaubwürdigkeit der pastoralen Praxis auf dem Spiel steht, sondern auch, weil für heutige Menschen die Worte von Autoritätspersonen längst nicht mehr ausreichen. Sie müssen durch ein entsprechend kongruentes Verhalten abgedeckt sein, sollen sie als glaubhaft akzeptiert werden. Ein im Sinne des Beispiels angemessenes und kongruentes Verhalten kann nicht – gerade im Bereich der Sterbebegleitung nicht – bei allen Mitarbeiterinnen und Mitarbeitern im pastoralen Dienst als selbstverständlich vorausgesetzt werden. Die Frage ist, inwieweit die Kirchen bereit sind, auch die inneren Voraussetzungen dafür zu schaffen, die es den Mitarbeiterinnen und Mitarbeitern ermöglichen, kompetent und damit auch überzeugend den Glauben an einen zugewandten Gott zu verkündigen, dessen Menschenfreundlichkeit uns in Jesus erschienen ist (vgl. Tit 3,4), und die diese Botschaft durch ihr konkretes Verhalten auch einlösen. »Beziehung ist Verkündigung« – diese Auffassung vertritt ausdrücklich H. Stenger, wenn er das seelsorgerliche Gespräch als konkretisierte Verkündigung der christlichen Kernbotschaft des Glaubens versteht.[29] Das heißt: Erst dann, wenn ich mich für einen Menschen öffne und mich auf ihn ganz konkret einlasse, wenn ich also eine Beziehung zu ihm aufbaue, wird Verkündigung daraus entstehen, die sich nicht in bloßer Proklamation von leeren Worthülsen ergeht. So läßt sich der Satz auch umgekehrt verstehen: Verkündigung ist Beziehung – und überall da, wo kirchliche Mitarbeiterinnen und Mitarbeiter beziehungsunfähig sind, werden sie Störungen der Verkündigung auslösen. Entsprechend ist die Forderung einer kommunikativen Kompetenz nicht nur die Forderung einiger auf Neuerungen bedachter Pastoralpsychologen. Sie muß von der Natur der Sache her – der Ermöglichung von Verkündigung – ureigenstes Anliegen der Kirchen sein. Leider war das in der Vergangenheit nicht immer so. Im Gegenteil wurden häufig mit quasi dogmatischer Autorität vorgetragene theologische Aussagen statt einer Hilfe für die Betroffenen eher zur Blockierung der Kommunikation. Ein Prozeß der inneren Entwicklung und der Reifung wurde so nicht gefördert, wie es gerade in solchen Situationen nötig wäre.

Antworten auf die Frage nach dem Sinn

»Solange es einem gutgeht und alles gut läuft, ist das ja nicht so schwierig mit dem Glauben. Solange es einem gutgeht, fällt es nicht besonders schwer, an den »lieben Gott« zu glauben. Aber wenn es einem selber ans Leder geht, dann fängt man doch an zu fragen...« – so eine Patientin, die in einer selbstverständlichen Glaubenshaltung aufgewachsen war und sich bis zu ihrem 55. Lebensjahr auch ziemlich frag-los diesen Glauben bewahren konnte. Als dann aber plötzlich eine Krebserkrankung diagnostiziert wurde und sie »Gott und die Welt nicht mehr verstand«, da wurde ihr dieser selbstverständliche Glaube im buchstäblichen und im übertragenen Sinne des Wortes plötzlich frag-würdig. Sie suchte nach Antworten auf Fragen, die sich ihr und ihrem Glauben an Gott vorher *so* nie gestellt hatten. So geschieht es häufig, daß eine Krankheit nicht nur eine Phase langer und selbstverständlich gewordener Gesundheit unterbricht; darüber hinaus werden auch bohrende Fragen nach dem Warum und dem Wozu dieses neuen Zustandes ausgelöst.

Die veränderten äußeren und im Gefolge auch inneren Bedingungen, die Erfahrung von Ausgeliefertsein an die Krankheit und den Krankenhausbetrieb, die Unterbrechung der selbstverständlichen Alltagsroutine, der Verlust der vertrauten Umgebung und der eingespielten Rollen und der damit verbundenen eigenen Identität bringen – nicht selten mit der Wucht eines Erdbebens – in der Tiefe eines Menschen manches ins Wanken und Fragen an die Oberfläche, die vielleicht vorher so nie relevant gewesen sind. Häufig ist das Gefühl damit verbunden, nicht nur in eine Ausnahmesituation geraten zu sein, sondern unversehens auch an den Rand gedrängt (was oft genug auch zutrifft) und damit einsam und isoliert und unverstanden zurückzubleiben, während »draußen«, unbeeindruckt von alledem, das Leben seinen Fortgang nimmt.

Aber nicht nur der Kranke selbst, auch sein Glaube wird in Frage gestellt und damit das, was ihm bis dahin als Sinn geläufig war. Häufig ist es so, daß gerade durch die existentiellen Erfahrungen von Krankheit, Leiden oder Todesahnung die Selbstverständlichkeit des eigenen Glaubens, der sich oft seit Kinder- oder Jugendtagen nicht mehr gewandelt hat, zerbricht und die Wucht der erfahrenen Wirklichkeit den gelernten

Glaubenssätzen nicht mehr standhalten kann und will: Wie ist das mit diesem Gott, warum hilft er mir nicht, und wenn er mir nicht hilft, was hat er für einen Grund? Irgend etwas stimmt doch nicht! Entweder ist er nicht gut oder nicht allmächtig oder vielleicht sogar beides nicht? Und unversehens gerät viel mehr ins Wanken, als man je für möglich gehalten hätte, unversehens beginnen die Zweifel und bedrohen auch das, was man als Urgestein des eigenen Glaubens so sicher geglaubt hatte. »Sollten die uns vielleicht nur was vorgemacht haben – stimmt das vielleicht alles gar nicht, was sie uns von klein auf erzählt haben?« fragte ein etwa 70jähriger Mann bei der Bestrahlung mit einem schlimmen Mundbodencarcinom. Ein anderer Patient, ein Mann »in den besten Jahren«, Bauer aus dem Münsterland, dem man den Kehlkopf entfernen wollte, formulierte dies so: »Der liebe Gott ist aber auch nicht mehr das, was er mal war!« Als ich ihn erstaunt anschaute, fuhr er fort: »Ich habe so gebetet, ich habe den Himmel bestürmt, meine Frau hat in der Kirche sogar Kerzen angesteckt – aber es hat alles nichts genutzt – morgen werde ich operiert, und ich habe solche Angst! – Was ist mit dem ›lieben‹ Gott, daß er sich nicht rührt? Ist ihm mein Schicksal gleichgültig? Ist er zu schwach oder zu weit weg, um einzugreifen? Sollte es vielleicht etwas zu tun haben mit meinem früheren Leben? Ich habe mir schon so das Gehirn zermartert, ich habe überlegt, was ich angestellt habe, warum mir Gott diese Krankheit (Leukämie) wohl geschickt hat, aber ich finde nichts, sosehr ich mich auch anstrenge, ich finde nichts, warum ich sagen könnte: Damit habe ich das verdient.«

Das alles zu erleben und nichts daran ändern zu können, das ist nicht selten mit Gefühlen von Unzufriedenheit und Aggressivität verbunden. Die Eingrenzung des Lebens, die der Patient in seiner Erkrankung erfährt, wird durch seinen Aufenthalt im Krankenhaus meistens noch drastisch verstärkt. Und auch dies hat sich gezeigt: Ein großer Teil der Patienten kommt durch oder in der Krankheit zu einer tieferen und tragfähigeren Gottesbeziehung, die jedoch in den meisten Fällen mit einer persönlichen Auseinandersetzung verbunden ist. Und diese Aus-

einandersetzung muß erst einmal bestanden werden. Was ist
dabei dem Patienten hilfreich, was hinderlich?

Versuche, das Leid von Menschen zu erklären

Die Versuche, für menschliches Leid Begründungen oder Erklärungen zu finden, sind uralt. Besonders im Alten Testament
begegnen sie immer wieder, gleich, ob Leid als Folge von
Schuld gesehen wird (vgl. Spr 26,27; Ps 9,16; 57,7) oder als
Strafe (2 Sam 6,16; 23; Dt 34,4f.) oder als göttliches Erzie-
hungsmittel (vgl. Spr 13,24; Jes 43,24; Ijob 33,14–30). Immer
soll es darum gehen, menschliches Leid für die Betroffenen verständlich zu machen und auf diese Weise eine Hilfe zur Bewältigung anzubieten. Hier decken sich meine Erfahrungen ganz
und gar mit denen von H.-Chr. Piper, wenn er schreibt: »Ich
habe gefunden, daß manch einer sogar bereit ist, den Gedanken der Sühne für begangenes Unrecht zu akzeptieren – wenn
es nur *irgendeinen* Sinn hat. Dann könnten wir das, was uns
widerfährt, einordnen in unser Leben. Wir bekämen es in den
Griff.«[30] Zwei einfache Beispiele zeigen jedoch, wie schnell die
traditionellen Erklärungsversuche an der konkreten Leidenssituation des einzelnen an ihre Grenze stoßen.

Die Gefahr der Harmonisierung des Leids

Man buchstabiere zum Beispiel am Krankenbett eines jungen
Leukämiepatienten die aufgezeigten Antworten einmal durch:
Die Krankheit und die konkreten Leiden sind Folge der Sünde
der Menschen, sind »Strafe« oder »Medizin«, oder sie stehen
in einem höheren Sinnzusammenhang. Oder: Ein schwerkranker Patient auf der Intensivstation der inneren Medizin beschreibt sein Empfinden und seine Fragen so: »Können Sie mir
sagen, warum die Welt so ist, wie sie ist, wieso es so viele
schlimme Dinge gibt in der Welt – oder sehen Sie mich an: Ich

habe mich immer bemüht, ein guter Mensch zu sein. Ich habe mich sogar über die Maßen für andere eingesetzt – was ist das für ein Gott, mit dem wir es da zu tun haben? Ist ihm alles egal, was ich hier durchmachen muß?« – Beide Patienten hatten es schwer, zu begreifen, daß sie mitten aus dem Leben heraus mit einer tödlichen Bedrohung konfrontiert wurden. Würde man diesen Kranken, hinter deren Fragen – auch den allgemeineren Fragen – steht: Warum ich, warum mutet Gott mir *persönlich* das alles zu?, mit den traditionellen Antworten kommen, die Betreffenden, oder besser: die Betroffenen würden im besten Fall abwinken und sagen oder zumindest denken: »Damit ist uns überhaupt nicht geholfen; vermutlich können Sie nur deshalb noch so gut reden, weil Sie persönlich nicht betroffen sind.« So ist denn auch die Unvereinbarkeit von persönlicher, existentieller Betroffenheit und theoretischer, intellektueller Auseinandersetzung der härteste Einwand gegen alle Bemühungen, die Frage nach dem Warum des Leids auf die traditionelle Weise zu beantworten. Das konkrete Leid des einzelnen hat soviel Gewicht, daß allen Beteiligten mit der Brillanz noch so ausgeklügelter Erklärungen nicht geholfen ist. Deshalb ist es erforderlich – wenn heute glaubhaft und glaubwürdig Theologie betrieben werden soll, das heißt von Gott und im Sinne Gottes zu reden –, allen diesen Versuchen eine klare Absage zu erteilen, um nicht den vom konkreten Leid betroffenen Menschen auch noch solcherart Erklärungen »im Namen Gottes« zuzumuten und damit alles eher noch schlimmer zu machen.

Karl Lehmann, der jetzige Vorsitzende der Deutschen Bischofskonferenz und ehemalige Freiburger Dogmatikprofessor, schreibt zu diesem Problem: »Wir stocken heute vor diesem Gedanken an eine ›höhere Harmonie‹ als Erklärungsgrund für das Böse und das Leiden in der Welt ... Wir empfinden eine solche Erklärung des Leidens als rationalistisch und harmonistisch. Es gibt einen theologischen Mißbrauch mit dem menschlichen Leiden, den wir heute tausendfach bezahlen müssen: Leid kommt aus Gottes Hand; Die Wurzel der Krankheit ist die Sünde; volle Gesundheit besteht erst im Reiche Gottes; Leiden ist eine einzigartige Gelegenheit, innerlich zu reifen; das Leid ist die subtile Erziehung Gottes für den störrischen Menschen ... Was problematisch geworden ist, ist nicht der Versuch einer persönlichen und existentiellen Sinnerhellung des Leidens, wie sie Menschen immer wieder für sich – ob geglückt oder eher verfehlt – versuchen, sondern die nachträgliche theologische Systematisierung, die unausweichlich den Eindruck erweckt, *sie habe keinen Respekt und im Grunde auch nur ein abstraktes Mitleid vor dem Schmerz.*«[31] Es werden also auch weiterhin Menschen eine Erklärung oder einen Sinn in den Antwortvorgaben der traditionellen Ausprägung für sich suchen. Und es wird auch – hoffentlich – weiterhin Menschen geben, die mit einem tiefen Vertrauen auf Gott bereit und fähig sind, ihr persönliches Lebensschicksal zu bestehen. Aber Leiden zum gottgewollten Heilsweg zu erklären, und dies vielleicht sogar im Blick auf Jesus Christus, das sollte – wie K. Lehmann wohltuend klar betont – endgültig tabu sein. Leiden ist in erster Linie nicht ein theoretisches Problem, das zu verstehen ist. Leiden ist eine Situation, die allein durch menschliche, christliche und eine glaubende Praxis zu bestehen ist.

Ein falsches Gottesbild

Mit diesen Überlegungen müßten sich eigentlich weitere Fragen zu diesem Komplex erledigt haben: Nicht mehr das tiefsinnige Philosophieren über menschliches Leid ist Maßstab der Nachfolge Jesu, sondern eine Praxis und eine Haltung, die sich an seinem Handeln orientieren. Im Grunde ist schon viel früher, nämlich mit dem Buch Ijob, ein Verdikt über die theoretischen Erklärungsversuche der »theologischen Quacksalber und Schwindelärzte« (Ijob 13,4) gesprochen. Aber offenbar hielt sich diese Grundhaltung nicht nur nach Ijob durch, sondern bis in unsere Zeit hinein hat diese Haltung (oder dieser Zwang?), Erklärungen finden zu müssen für das Leid des anderen, Bestand. Noch in der Traktatliteratur der Jahre um 1970 finden sich folgende Beispiele: »Spüren sie (die Kranken) nicht gerade während ihrer Krankheit, wie Gott mit ihnen an der Arbeit ist?« Oder: »Gott läßt sie jetzt Erfahrungen machen, um die wir sie nachher beneiden.«[32] Ihnen möchte man mit Ijob zurufen: »Wie lange noch wollt ihr mich quälen und mich mit Worten niedertreten?« (Ijob 19,2).

Steckt hinter diesen Versuchen, einem anderen zu erklären, daß es mit seinem für ihn unerklärlichen Leiden schon seine Richtigkeit haben müsse, nicht ein sehr subtiler Sadismus? Gewinnt Gott selbst dabei nicht sadistische Züge, »dieser Gott jedenfalls, der durch Leiden erzieht, an Strafen Genugtuung empfindet, ja um seiner Ehre willen eine Hölle errichtet und das Opfer des Sohnes nicht wie im Falle Isaaks nur scheinbar, sondern als blutige Realität will«[33]? Die gängigen Erklärungsversuche sind weitgehend daran gescheitert, daß sie auf eine allgemeine Weise versucht haben zu erklären, woher das Leid kommt, warum es da ist und wie es mit dem Bild des allmächtigen und guten Gottes zu vereinbaren ist.

Die personale Ebene ist aber kein Unterbereich einer allgemeinen Theorie. Eine Theorie über das Leid löst nicht die mit der realen Erfahrung des Leids verbundenen Fragen. Dies ist zweifellos ein großes Manko der »Erklärungsversuche«, daß die einzelne, individuelle Leidenssituation schlichtweg keine Rolle spielt. Und wenn sie eine Rolle spielt, dann nicht unbedingt die individuelle Situation des Kranken, sondern eher die des (theologischen) Gesprächspartners. Denn ein Motiv wird er schon haben, wenn er so heftig bemüht ist, dem anderen eine Erklärung für das Leid nahezubringen oder gar aufzudrängen. Schaut man genauer hin, dann ist der Gesprächspartner häufig mehr an sich und seinen Interessen orientiert als an denen des Patienten, auch wenn er nach außen hin vorgibt, für den Kranken nur das Beste zu wollen. In Wirklichkeit geht es aber häufig darum, das eigene Gottesbild zu retten, das man – häufig ohne es bewußt zu bemerken – angegriffen und bedroht sieht. Es geht dabei ja nicht nur um eine Theorie, über die man abgehoben und distanziert diskutiert – auch wenn das nach außen häufig so aussieht. In Wahrheit geht es um wesentlich mehr – um die persönlich-emotionale Betroffenheit, die der Kranke in seiner häufig verzweifelten Lage auslöst. Der theologische Gesprächspartner steht sozusagen mit dem Rücken zur Wand und sieht in dem anderen, dem Kranken, häufig den Angriff auf seine religiösen Werte und sein Überzeugungssystem. Auch das ist ja keine theoretische Größe, sondern etwas, das zu seiner Geschichte gehört, vielleicht sogar zu seinem Urgestein, zu seiner Identität. Auf diese Weise kommt der Gesprächspartner dann unversehens in eine Abwehr- beziehungsweise Verteidigungsposition – und will doch in seinem Bewußtsein dem anderen nur etwas mit guten Argumenten »klarmachen«. Ganze Generationen von Theologen und Seelsorgern haben das so gemacht, und dies – wie gesagt – sicher in der besten Absicht.

Aber auch durch eine noch so gute Absicht wird etwas Falsches nicht richtig. Was der Patient braucht, sind nicht in erster Linie Argumente, sondern Verständnis für seine Lage. Ihm helfen nicht allgemeine Erklärungen, er sucht jemanden, der auf seine Gefühle und seine Situation eingehen kann. Warum ist es so schwer, auch einmal etwas auszuhalten, das man nicht erklären kann?! Was ist so schlimm daran, wenn Fragen offenbleiben? Wichtig ist doch, daß Fragen gestellt werden dürfen, und niemand erwartet, daß sie erschöpfend beantwortet werden. Das Leben ist kein System, sondern lebendig – mit Brüchen, Unklarheiten und Widersprüchen, und keine noch so gute systematische Theologie löst sie auf. Keine Antwort für den Patienten zu haben ist besser als eine verletzende. Das Leid kann nicht erklärt, es muß in Solidarität bestanden werden. Argumente können auch erschlagen. Wenn wir doch wenigstens die sich oft dahinter verbergende eigene Angst – Berührungsangst – mit dem Leid des anderen zulassen und zeigen könnten, dann wäre das eine menschliche Regung, die vielleicht die Chance hätte, vom anderen verstanden zu werden. So wie bisher jedenfalls – in guter alter kirchlich-theologischer Praxis – geht es nicht!! Da stimmt dann für die Seelsorge im Krankenhaus, was ich häufig von Mitarbeiterinnen und Mitarbeitern, die sich mit Patienten solidarisierten, gehört habe: Dann lieber keine Seelsorge als eine schlechte (die Menschen drangsaliert oder verunsichert).

Dabei sind die Grundregeln eines menschlichen und angemessenen Umgangs mit Menschen in seelischen Ausnahmesituationen wie Leiden, Trauer oder Sterben im Neuen Testament bereits vorgelebt – durch Jesus selbst. In der Geschichte von den Emmausjüngern werden sie deutlich faßbar.

Verkündigung als Beziehungsgeschehen

Trauer – die Ermöglichung menschlicher Reifung

Die Emmausperikope ist nicht nur eine Ostergeschichte, sie ist auch eine Geschichte, die vom Trauern erzählt – davon, was Menschen in Ausnahmesituationen brauchen. Sie erzählt, wie zwei Männer aus dem engeren Jüngerkreis nach dem Kreuzestod Jesu ihren schlimmen Erlebnissen und dem Ort dieser düsteren Erfahrungen den Rücken kehren. Sie wollen das alles auf ihrem Weg nach Emmaus hinter sich lassen. Plötzlich gesellt sich noch ein Dritter dazu. Der Fremde, der mit den beiden Jüngern geht, macht zunächst einmal ihre innere und äußere Fluchtbewegung mit. Er hält sie nicht auf oder schickt sie zurück, er schilt sie nicht wegen ihrer Flucht. Er macht ihnen keine Vorhaltungen: »Dort in Jerusalem ist der Ort der Auseinandersetzung!« Er geht einfach mit und begleitet sie, er läßt sich auf sie ein – auch innerlich: »Was sind das für Dinge, über die ihr auf eurem Weg miteinander redet?« (Lk 24,17) Mit seiner Frage bringt er sie noch einmal an das heran, was sie beschäftigt: an ihre Enttäuschung und ihre Trauer. Jesus ermuntert sie geradezu, sich darüber auszusprechen. Auch ihr ärgerlicher, ja fast schon empörter Impuls darf sich »Luft machen«: »Bist du so fremd in Jerusalem, daß du als einziger nicht weißt, was in diesen Tagen dort geschehen ist?« (Lk 24,18) Aber er bleibt geduldig, so daß sie erzählen können, was sie mit Jesus verloren haben, auf was sie gehofft hatten.

Hier wird deutlich, wie sehr die Jünger Raum brauchen, Zeit benötigen, um das zu betrauern, zu beklagen und zu beweinen, was sie verloren haben. Wie schwer es für sie ist zu begreifen, daß Tod und Auferstehung keine Gegensätze sind – aber daß es auch keine Auferstehung ohne den Tod geben kann, genausowenig, wie sie nicht begreifen werden, was Ostern heißt, wenn sie nicht zuvor erlebt haben, was Sterben und Tod für sie selbst bedeuten. Vielleicht gehörten sie auch zu denen, die »bis dahin seinen Tod als eine Wirklichkeit, die ihr eigenes Leben betrifft, verleugnet und nicht zugelassen (haben)«[34]. Vermutlich hatten sie zu denen gehört, die in den letzten Stunden des Leidens und Sterbens weggelaufen waren, für die es nicht auszuhalten und nicht mitanzusehen war, was da passierte – nicht nur mit Jesus, sondern auch mit ihren eigenen Hoffnungen und Erwartungen. Erst in ihrer Trauer beginnen sie, sich seinem Sterben zu nähern, sich ihm auszusetzen. Und sie brauchen jemanden, der ihnen zuhört, der sie versteht und annimmt. Das ist unabdingbare Voraussetzung dafür, daß sie sich wieder zuwenden können – einen Blick bekommen für anderes und für den Anderen. Erst danach sind sie wieder fähig, ihm zuzuhören.

Aber sosehr Jesus sie annimmt und versteht, sowenig geht er doch in ihrer Traurigkeit auf. Er identifiziert sich nicht mit ihnen; er behält seine eigene »Identität« als Voraussetzung dafür, daß Begegnung zustandekommen kann. Jesus erspart ihnen ebensowenig den eigenen Weg, nicht die Mühe der »Trauerarbeit«. Ohne diese »Arbeit« wären sie die Abhängigen geblieben, wäre ihre »Eigenständigkeit« unmöglich. Und jetzt – aber erst jetzt – fordert Jesus sie heraus. Er konfrontiert sie mit einer neuen Sicht der Dinge, er mutet ihnen eine neue Sichtweise zu: »Mußte nicht der Messias all das erleiden, um so in seine Herrlichkeit zu gelangen? Und er legte ihnen dar, ausgehend von

187

Mose und allen Propheten, was in der gesamten Schrift über ihn geschrieben steht« (Lk 24,26 f.). Jesus erweitert ihren Horizont, indem er ihnen die Schrift »erschließt«. Er hat die Geschichte des Volkes Israel mit Gott so präsent, daß er von ihr den Bogen zur konkreten Situation schlagen kann und umgekehrt. Er kann die Tradition auf ihre spezifische Erfahrung beziehen und auf das Schriftverständnis, das sie selber haben. *Er knüpft bei ihnen an.* Jesus ist so in der Tradition und der Geschichte seines Volkes verwurzelt, daß er konkrete Erfahrungen von daher deuten kann – aus einem Zusammenhang, der größer ist und älter als das eigene Leben.

Die Gefährdung der Jünger besteht darin, daß sie ihr aktuelles Erleben als das Ganze der Wirklichkeit ansehen. Im Vergleich mit dem größeren Zusammenhang erweist sich ihre Sicht der Dinge als viel zu eng und begrenzt: »Sein Tod bewies, daß man sich in der Person irrte. Messias kann nicht einer sein, der leidet oder gar stirbt.«[35]

Erst jetzt spüren sie, was dieses Geschehen für ihr Leben bedeutet: Da fängt das Herz an zu »brennen«. Jetzt laden sie ihn ein, bei ihnen zu bleiben. Er ist ihnen wichtig geworden, er ist ihnen nicht mehr nur ein Fremder. »Je näher die Jünger dem ›Erkennen‹ kommen, um so mehr verlangen sie auch nach Gemeinschaft mit dem Auferstandenen. Darum bleibt Jesus bei ihnen.«[36] Er bleibt bei ihnen in dieser Nacht, in ihrer Nacht. Er hält mit ihnen das Mahl – und sie erkennen ihn.

Die wirkliche Begegnung setzt sie frei in die eigene Verantwortung, sie läßt ihnen ihren Weg. Nachdem sie ihn »erkannt« hatten, sind sie nicht mehr die gleichen. Es hat sich in ihnen etwas verändert, wie es bei jeder gelungenen Trauer geschieht. Jetzt sind sie fähig, auf der Stelle aufzubrechen, allein durch die Nacht zu gehen, zurückzugehen an den Ort, von dem sie panikartig geflohen waren. Die Angst ist verflogen, sie wollen den anderen die freudige Nachricht bringen, daß er lebt.

Die Grundregeln dieser inneren Auseinandersetzung im

Rahmen des Trauerprozesses finden sich nicht nur in dieser biblischen Geschichte. Sie sind bis heute unverändert Bestandteile von Bewältigungsprozessen in Krankheit und Sterben.

Grunddimensionen von Begleitung

Die Rolle, die Jesus in der Emmausgeschichte einnimmt, ist für den Prozeß der Jünger eine wesentliche, nicht nur eine zufällige. »Er ist gewissermaßen der ›Ort‹, den Trauernde und Sterbende brauchen, um trauern und sterben zu lernen, weil dort ihre Klage, ihr Schmerz, ihr Aufbegehren gegen den Verlust nicht im Wind verhallen, sondern aufgenommen und verstanden wird. Das schafft ihnen selbst im Leid der Trennung jene Geborgenheit, die sie wieder befähigt, den nächsten Schritt selbst zu tun: die Wirklichkeit schrittweise anzuerkennen, wirklich Abschied zu nehmen, das Verlorene auch innerlich aus den Händen zu geben. Erst nach diesem Hindurchgang können ihnen die Augen aufgehen für das, was nach dem Tode bleibt . . .[37], und das im doppelten Sinne: daß auch jenseits der eigenen Grenzen noch Leben ist.

Als Konsequenz daraus ergibt sich für die Aufgabe des Begleiters ein Zweifaches: Auf der einen Seite sollte er eine ähnliche Rolle einnehmen wie Jesus gegenüber den beiden Jüngern: Wie sie brauchen Menschen in äußerer oder innerer Not jemanden, bei dem sie sich aufgehoben wissen mit allem, was sie an Schlimmem erlebt haben oder durchmachen müssen; sie brauchen jemanden, der an ihrer Seite bleibt. Aber dieser Begleiter sollte einerseits soviel Stand in sich selber haben, daß er sich auch den unangenehmen und angstbesetzten Inhalten im Kontakt mit seinem Gegenüber stellen kann. Denn wenn er nicht das »Format« hat, standzuhalten, wenn er die Flucht antritt – und das kann auf sehr subtile Weise geschehen –, dann wird dies die Angst des anderen, allein zurückzubleiben, nur noch verstärken. Andererseits braucht der Begleiter soviel innere Flexibilität, daß er auf die Suchbewegungen des anderen eingehen und auf seinen »Umwegen« mitgehen kann. Er braucht viel Zugewandtheit, um sich wirklich auf den anderen und sein Erleben einzustellen. Aber gleichzeitig darf er nicht im anderen und seinen Gefühlen aufgehen. Er braucht seine eigene Identität, damit keine Verschmelzung, sondern B e g e g n u n g geschieht. Eigene Identität ist nötig, um nicht mit dem anderen in Trauer, Tränen und Verzweiflung zu »versinken«, sondern ihm aus dem eigenen Stand-punkt heraus auch wieder neue Sichtweisen zu eröffnen, die der Kranke aus seiner Position heraus nicht mehr wahrnehmen konnte. Wenn dies gelingt, kann sich diese Begegnung auch auf jene andere Dimension hin transzendieren, von der in der Emmausgeschichte die Rede ist. Es ist das Unbegreifliche und gleichzeitig »Unfaßbare«, das geschieht, wenn wirklich Begegnung zustande kommt. In christlicher Sprache heißt das Gnade, jenes unverfügbare Geschehen, durch das etwas bewirkt wird, etwas Neues zustande kommt – eine neue Sicht, ein Durchbruch, eine neue Entwicklung oder einfach ein Angerührtsein. Dazu braucht es aber menschliche Voraussetzungen beim Begleiter, damit er solche Prozesse nicht verhindert – zum Beispiel durch eigene Ängste oder Absicherungsverhalten –, sondern im Gegenteil ermöglicht. Das wäre der eigentliche Sinn von Seelsorge in diesem Bereich.

Die Bedeutung pastoralpsychologischer Ausbildung

Ein angemessenes Verhalten gegenüber Sterbenden und ihren Angehörigen ergibt sich auch für kirchliche Mitarbeiter nicht von selbst. Es ist das Ergebnis intensiver Arbeit an sich und langandauernder Reifungsprozesse. Hans Christof Piper, der als einer der ersten in Deutschland Ausbildungskurse in Klinischer Seelsorgeausbildung an der Medizinischen Hochschule in Hannover angeboten hat, sagt über seinen eigenen inneren Prozeß: »Für mich persönlich meine ich . . . beobachten zu können, daß ich in den letzten Jahren allmählich . . . Abwehrmechanismen und Abwehrregungen abgebaut habe ... Meine eigenen Barrieren im Kontakt mit sterbenden Patienten sind mir in ihrer Tragweite und ihrer Tiefe so nicht bewußt gewesen. Und ich bin beeindruckt davon, wie lange es dauern kann und mit welch schwierigen seelischen Arbeiten es verbunden ist, bis es einem gelingt – ich will vorsichtiger formulieren: bis es einem hier und da gelingt –, eine wirkliche Beziehung zu einem Menschen einzugehen, die es diesem ermöglicht, auszusprechen, was ihn zutiefst bewegt.«[38]

Dieser innere Prozeß, den Piper beschreibt, ist nicht nur eine – wenn vorhandene – nette Beigabe zum seelsorglichen Auftrag, sondern er ist wesenhaft für die Arbeit mit Menschen, besonders aber für die Arbeit mit sterbenden Menschen. Die dahinterstehende Logik ist unmittelbar einsichtig: Wie soll jemand einem anderen dazu verhelfen, sich und seine Situation in all ihren schmerzhaften und ängstigenden Aspekten im Vertrauen auf den mitgehenden Gott anzunehmen, wenn er selbst sie dauernd abwehrt und von sich fernhält? In diesem Fall wird es eine unbewußte Kommunikation der Angst geben, weil die Angst des Patienten die eigenen tiefsitzenden Ängste aktiviert und mit ihnen das entsprechende Abwehrverhalten mobilisiert. Die Angst wird auch die innere Weiterentwicklung hemmen oder gar unmöglich machen und dafür sorgen, daß in Zukunft bereits im Vorfeld angsterregende Begegnungen vermieden werden. Wenn man sich vergegenwärtigt, daß es durchaus möglich ist, daß der junge Seelsorger, von dem oben die Rede war, ein solches Vermeidungsverhalten für seinen gesamten weiteren pastoralen Dienst aufrechterhält, dann ist leicht einsichtig, wie sehr er sich selbst und Gottes Handeln durch ihn bei der Begegnung mit Menschen im Wege steht.

Besondere Bedeutung gewinnt dieses Problem im Umkreis des Sakramentes der Krankensalbung, das ja im Umfeld des Sterbens katholischer Patienten immer noch sehr häufig gespendet wird. Gerade hier besteht die Gefahr, daß der Seelsorger einer direkten, wirklichen Begegnung mit dem schwerkranken oder sterbenden Menschen ausweicht, indem er zwar einen

191

Ritus vollzieht, aber nicht wirklich ein Sakrament spendet. Ein Sakrament hat im Grunde immer etwas mit Kommunikation zu tun, nicht nur zwischen Gott und der betreffenden Person, sondern auch zwischen dem Empfänger und dem Spender des Sakraments als Mittler. Früher war es an der Tagesordnung, daß dem Ritus mehr Aufmerksamkeit geschenkt wurde als der Person, die das Sakrament empfangen sollte. Im neuen katholischen Ritual wird versucht, dieser Gefahr dadurch zu entgehen, daß für viele verschiedene Situationen entsprechend vorbereitete und ausgerichtete Textstellen und Gebete vorgesehen sind. Der Ritus hat also sehr deutlich das Anliegen, der jeweiligen Situation gerecht zu werden, in der sich der *Empfänger* des Sakramentes befindet.

Das alles nutzt jedoch wenig, wenn der Spender aus Angst oder anderen inneren Zwängen keine offene Kommunikationssituation herzustellen fähig ist. Dann wird die häufig zu erlebende paradoxe Situation entstehen, daß der Amtsträger zwar qua Amtsautorität verbal die Nähe Gottes und seine Zuwendung zu dem Kranken proklamiert. Durch das, was der Patient erlebt, muß er sich aber zutiefst verunsichert fühlen, wenn der Spender der Krankensalbung zum Beispiel am Text »klebt« und das Buch zwischen sich und den Kranken schiebt, weil er die Distanz herstellen muß, die er braucht, um sich noch sicher zu fühlen. Dann muß der Patient entweder den Worten glauben – nur stimmt das dann nicht mehr mit dem zusammen, was er erlebt –, oder er traut seiner Wahrnehmung, und dann sind die Worte des Amtsträgers nicht mehr stimmig.

An diesen kurzen Ausführungen mag schon deutlich geworden sein, wie notwendig es ist, daß Seelsorger, die einen »Kontaktberuf« haben und deren Aufgabe die Begegnung mit Menschen ist, nicht nur die Möglichkeit haben sollten, sondern notwendigerweise bereit sein müssen, sich den eigenen »blinden Flecken« zu stellen, die diese Begegnungsfähigkeit erschweren oder gar die angemessene Begleitung eines Menschen in der Krise der Krankheit oder des Sterbens unmöglich machen. Nicht weniger als die übrigen Mitarbeiter des Krankenhauses, die ja auch ihre jeweils eigene fachliche Kompetenz haben und trotzdem zur Verbesserung ihrer menschlichen Beziehungsfähigkeit zusätzliche Ausbildungen absolvieren, brauchen das auch die Mitarbeiterinnen und Mitarbeiter der Kirche.

Aus- und Weiterbildungsangebote im pastoralen Bereich

Erste Schritte sind in bezug auf die Bereitstellung von Aus- beziehungsweise Weiterbildungsmöglichkeiten nur sehr zögerlich getan worden und weitgehend in den Anfängen steckengeblieben. Soweit mir bekannt ist, gibt es für die katholische Theologenausbildung lediglich am Priesterseminar in Trier ein pastoralpsychologisches Curriculum, das die gesamte siebenjährige Ausbildungszeit und darüber hinaus die ersten Jahre der Kaplanszeit umfaßt.[39] Die Erzdiözese Köln hat erst vor einigen Jahren ein Konzept verabschiedet, das immerhin nach dem vierten Semester einsetzt und ebenfalls die Begleitung in den ersten Jahren der Berufstätigkeit einschließt. Andere Ausbildungskonzepte, die mit pastoralpsychologischen Kursen erst nach dem akademischen Studium einsetzen, scheinen mir unangemessen spät mit diesen Inhalten zu beginnen. Die Gefahr der Fixierung auf eine intellektuell-rationale Verarbeitung der eigenen Situation und der anderer Menschen ist viel zu groß, wenn der andere Umgang mit eigenen und fremden Erlebnisinhalten nicht frühzeitig und begleitend zum Studium eingeübt wird.

Im Weiterbildungsbereich der katholischen Kirche stellt sich die Situation gegenüber der evangelischen Kirche noch desolater dar. Den vielen Ausbildungsinstituten der evangelischen Landeskirchen steht ein einziges Institut für Klinische Seelsorgeausbildung an der katholischen Klinikgemeinde in Heidelberg gegenüber, das von der Deutschen Bischofskonferenz und der Diözese Freiburg gemeinsam getragen wird. Die Ausbildungskapazität ist aber, gemessen an der Nachfrage, so gering, daß lange Wartezeiten die Folge sind und viele Ausbildungswillige keinen Platz erhalten können. Im Gegensatz zu den evangelischen Instituten[40] versteht sich das Heidelberger Ausbildungskonzept nicht nur als Weiterbildungsangebot in Seelsorge. Hier wird Ausbildung primär im Sinne einer Vorbereitung zum pastoralen Dienst im Krankenhaus verstanden. Entsprechend gezielter und zugleich für den Krankenhausbereich umfassender ist das Ausbildungsangebot. Dazu gehören neben den Selbsterfahrungsanteilen die Seelsorge in Sondersituationen wie zum Beispiel auf Intensivstationen, die Arbeit mit psychiatrischen Patientengruppen, Fragen der Kooperation mit anderen therapeutischen Diensten ebenso wie die Spendung der Sakramente an Kranke und Sterbende, die Rolle des Seelsorgers gegenüber den Patienten etc.[41] Dieses Konzept entstand auf dem Hintergrund der Themenzentrierten Interaktion, einem therapeutischen Konzept, das von der amerikanisch-schweizerischen Analytikerin Ruth Cohn entwickelt wurde.

Die evangelische Kirche öffnete sich frühzeitiger und umfassender den Ideen der Klinischen Seelsorgeausbildung und den pastoralpsychologischen Impulsen aus dem amerikanischen und niederländischen Raum. So wundert es auch nicht, daß der Dachverband der Pastoralpsychologen, die Deutsche Gesellschaft für Pastoralpsychologie, nicht nur in der Sektion klinische Seelsorgeausbildung eine primär evangelische Einrichtung mit nur wenigen katholischen Mitgliedern ist. Die meisten Landeskirchen verfügen über eigene Fortbildungsinstitute für klinische Seelsorgeausbildung, die jedoch nicht primär für den Krankenhausbereich ausbilden, sondern die Kliniksituation als Ausbildungs- und Übungsfeld nehmen, aber die Erkenntnisse und Ergebnisse auch auf andere pastorale Situationen im Gemeindealltag übertragen, wie zum Beispiel Beratungsgespräche, Kondolenzbesuche und ähnliches.

Wo liegt der Grund für die große Zurückhaltung und Skepsis der katholischen, zum Teil aber auch der evangelischen Kir-

chenleitungen, Erkenntnisse der Humanwissenschaften[42] für
den Bereich der Pastoral und die Ausbildung pastoraler Mitar-
beiter für ihren Umgang mit Menschen stärker aufzunehmen?[43] Immer wieder stößt man auf ein ähnliches Phänomen,
wie wir es am Anfang unserer Kurse bei den Ausbildungsteil-
nehmerinnen und -teilnehmern erlebten: Die Tatsache, daß die
meisten sich nicht recht vorstellen können, was in dieser Ausbildung passiert, löst diffuse Ängste aus. Damit ist die Wahrscheinlichkeit zu Projektionen ausgesprochen groß, die sich in
dem Mißtrauen äußert, dort gebe es so etwas wie »Psychoter-
ror« oder »man werde dort völlig auseinandergenommen«.
Fast immer lösen sich diese Befürchtungen auf, wenn die Teilnehmer erlebt haben, daß es einzig darum geht, Hilfen für den
Umgang mit sich selbst und anderen zu bekommen und daß
die Ausbildungskurse nicht eigentlich »psychologische Veran-
staltungen« sind, sondern daß sie sehr viel mit ihrem Glauben
und ihrer Identität als Seelsorgerin oder Seelsorger zu tun haben. Das hat immerhin zur Folge, daß Ausbildungskurse für
klinische Seelsorgeausbildung von den Teilnehmerinnen und
Teilnehmern im Rahmen der pastoralen Angebote der Aus-
oder Weiterbildung – was ihre Wichtigkeit und Effizienz angeht – sehr häufig auf die ersten Plätze gesetzt werden.

Eine Seelsorge, die am Menschen orientiert ist, braucht als
Basis nicht nur theologische und pastorale Grundlagen, sondern auch ein Grundwissen über menschliche Entwicklung
und deren Störungen, über Krisen und Möglichkeiten zu deren
Bewältigung sowie über grundlegende Persönlichkeitsstruktu-
ren. Auf Grundlagen aus dem humanwissenschaftlichen Bereich, wie sie heute in Entwicklungs- und Sozialpsychologie, in
Psychoanalyse und Psychotherapie bereitstehen, kann für eine
verantwortlich betriebene Seelsorge nicht mehr verzichtet werden. Aus diesem Grund muß die Pastoraltheologie nicht nur Ergebnisse aus diesen Bereichen zur Kenntnis nehmen, sondern
die Mitarbeiterinnen und Mitarbeiter aus dem kirchlichen Bereich sollten auch von Aus- und Weiterbildungsveranstaltun-
gen Gebrauch machen, die für den medizinisch-pflegerischen

Bereich inzwischen angeboten werden (siehe den Abschnitt »Modelle zur Praxisanleitung im klinischen Bereich«). Daß so viele Möglichkeiten vertan werden, Seelsorgerinnen und Seelsorger aus- und weiterzubilden, die diesem Namen auch gerecht werden und die den in diesem Buch aufgestellten Anforderungen genügen, ist außerordentlich bedauerlich.

Handlungsbedarf in der Sterbebegleitung

Die Bedeutung innovativer Initiativen für einen Veränderungsprozeß

»Etwas provokativ könnte man ... in Abwandlung des bekannten Diktums über die Regierungsform sagen: Jedes Land hat die Krankenhäuser, das Gesundheitssystem und die Ärzte, die es verdient.«[44] Soziologische Studien haben aufmerken lassen, weil sie in schlicht beschreibender Weise aufgedeckt haben, was sich hinter Krankenhausmauern abspielt und wie es sich abspielt: wie Sterbende behandelt werden, wie man mit ihnen spricht, welche fast unmerklichen Veränderungen in ihrer Umgebung vor sich gehen. Verändert hat das an der Gesamtsituation jedoch nichts. Die Krankenhäuser werden weiterhin unter marktwirtschaftlichen Gesichtspunkten geführt, der Arbeitsablauf wird betriebswirtschaftlich berechnet, die Verwaltungen bestimmen und begrenzen den Rahmen des Machbaren.

Das alles ist zweifellos auch notwendig. Und doch bleibt ein Unbehagen bei der Frage: Dürfen dies die einzigen Kriterien sein? Macht sich eine Gesellschaft nicht unglaubwürdig, die sich ansonsten gerne mit dem Titel »human« schmückt, wenn sie so mit hilflos gewordenen Mitgliedern umgeht – vielleicht nur, weil diese keine Lobby mehr haben? Und die Kirchen möchte man fragen, was denn eigentlich das »Kirchliche« an ihren Krankenhäusern ist. Denn auch kirchlich geführte Häuser unterscheiden sich nur selten von anderen, außer daß es bisweilen noch Ordensschwestern und meistens eine Kapelle gibt. Das Hauptaugenmerk liegt ganz offensichtlich auf der Sicherung des Besitzstandes und des Status quo.

Auch die bescheidenen Versuche zur Verbesserung der Bedingungen durch Schulung der Mitarbeiterinnen und Mitarbeiter im medizinischen und im kirchlichen Bereich dürften aufs Ganze gesehen die Einschätzung des Medizinsoziologen J. Siegrist von der Situation im Krankenhauswesen noch nicht widerlegen: »Auf der einen Seite steht die gut funktionierende somatische Therapie, das perfekte, zweckrationale Kontrollhandeln angesichts des beschädigten Lebens, auf der anderen Seite die Sprachlosigkeit und Verschlossenheit gegenüber der hier erfahrenen dichtesten Realität des Leidens.«[45] »Nach wie vor sterben Patienten in Infusionsflaschenräumen, in Abstellkammern, auf Fluren oder in irgendwelchen Zwischenzimmern. Das ist eher die Realität als die Ausnahme.«[46] Die Last von Neuorientierung und Veränderung kann aber nicht allein auf die Schultern der Mitarbeiter gelegt werden. Will man die Versorgung Schwerkranker und Sterbender wirklich entscheidend verbessern, dann wird das wohl nur über eine veränderte Orientierung im gesamten gesellschaftlichen Denken möglich sein. Darin eingeschlossen natürlich auch die Kirchen als Träger vieler Einrichtungen. Es sind auch im strukturellen und organisatorischen Rahmen Veränderungen nötig. Denn hier fallen die Entscheidungen, wie Sterben von Menschen »organisiert« wird und wie man in der Folge davon mit diesen Menschen umgeht. Dazu gehört die Frage, wie trotz Rotation und Schichtwechsel eine auf den Patienten ausgerichtete persönliche Zuwendung und Zuständigkeit ermöglicht werden kann. Dazu gehören aber ebenso die Bedingungen der räumlichen Möglichkeiten. Entscheidend wird sein, ob gesellschaftliche und kirchliche Institutionen bereit sind, Zeit und finanzielle Mittel bereitzustellen, um diesen Bereich des Lebens weiter zu humanisieren. Dazu gehört natürlich neben dem äußeren Rahmen auch die

Bereitschaft des emotionalen Engagements der Mitarbeiter. Es wird darum gehen müssen, partnerschaftliche Beziehungen einzuüben, die den Namen »echt« und »authentisch« verdienen. Bei dem, was bereits versucht wird, handelt es sich um nicht mehr als erste, wenn auch wichtige erste Schritte.

Ursprünglich waren die Krankenhäuser einmal Antworten auf Notlagen von Menschen, oder anders: durch sie wurden gesellschaftliche Bedürfnisse aufgenommen und im Geiste des Evangeliums eine Lösung gefunden. Die Kranken waren Mitglieder der menschlichen Gemeinschaft, die der besonderen Sorge der christlichen Gemeinde anempfohlen waren. Heute wird zwar für die Kranken unendlich viel getan. Wir haben in der Bundesrepublik Deutschland eines der bestausgebauten Gesundheitssysteme der Welt – nur mit der Sorge für das Ende des Lebens ist es nach wie vor schlecht bestellt – wie auch meine eigene Untersuchung gezeigt hat. Hier klafft eine Lücke, die Aufmerksamkeit und entsprechendes Handeln nach sich ziehen müßte. Es ist zum Beispiel nicht einzusehen, warum sich christliche Kirchen aus ihrem Selbstverständnis heraus nicht gerade um eine angemessene Behandlung der Sterbenden sorgen können. Es sollte in kirchlicher Trägerschaft Modelleinrichtungen geben, in denen eine angemessene Sterbebegleitung versucht wird. Wenn es in einer Universitätsklinik – also einem staatlichen Krankenhaus – für die Angehörigen zum Abschied von einem Verstorbenen lediglich einen weißgekachelten Kühlkeller gibt, so ist das traurig, aber es mag noch verständlich sein. Wenn das aber in einem kirchlichen Krankenhaus nicht anders ist, spricht das nicht gerade für eine »Kultur des Sterbens«! Christliche Kirchen sollten sich nicht von Anthroposophen zeigen lassen müssen, wie man ein Krankenhaus »alternativ« führen kann. Dort wird Wert darauf gelegt, Zimmer nicht nur zweckmäßig, sondern auch wohnlich einzurichten, und es gibt einen eigens gestalteten Raum, in dem Angehörige von ihren Verstorbenen *menschenwürdig und ohne Zeitdruck* Abschied nehmen können. Dort ist es ebenfalls ganz selbstverständlich, daß sich die Mitglieder des Stationsteams von einem Verstorbenen, den sie gepflegt haben, *gemeinsam* verabschieden und sich dafür Zeit lassen können. In einem kirchlichen Krankenhaus ist mir eine solche Praxis noch nie begegnet.

Eine solche Zustandsbeschreibung wirft nicht gerade ein Glanzlicht auf die kirchliche Praxis, die sich doch gerade am Umgang mit Menschen am Rande zu bewähren hätte. »Wäre es nicht Aufgabe der Krankenhäuser, etwa dem humanen Sterben oder den psycho-sozialen Problemen des Krankenhauses so Beachtung zu schenken, daß dies als ein Markenzeichen dieser Dienste gelten kann?«[47] Dieser Meinung von F. X. Kaufmann ist zweifellos insofern voll zuzustimmen, als hier nicht nur eine elementar wichtige Aufgabe für die Kirche liegt, sondern auch ein Feld betroffen ist, in dem sie auch die Möglichkeit hätte, den Handlungsbedarf selbst in konkrete Handlungen umzusetzen. Der Verweis auf den engen Rahmen marktwirtschaftlicher Möglichkeiten wirkt wenig überzeugend. »Daß hier Leistungen anstehen, die möglicherweise nicht in den Vergütungskatalog der Krankenkassen passen, sollte kein Grund gegen, sondern gerade für solche Aktivitäten sein, für die Eigenmittel der Kirchen bevorzugt bereitzustellen wären. Und möglicherweise könnte eine kirchliche Bewegung für humanes Sterben auch erneut religiöse Energien freisetzen ... Glaubwürdigkeit ist auch heute zu erreichen, wo exemplarisch etwas Hilfreiches zustande gebracht wird.«[48] Wird diese Herausforderung nicht angenommen, werden andere das Gesetz des Handelns an sich ziehen.

Bereits seit Mitte dieses Jahrhunderts gibt es vor allem im angelsächsischen Raum Initiativen für eine bessere und umfassendere Versorgung todkranker Menschen, die sich mit dem Begriff der Hospizbewegung verbindet. Die Ärztin Cicely Saunders nannte ihr 1967 eröffnetes Haus, das St. Christofers Hospital, Hospiz, weil sie damit an die mittelalterlichen Herbergen gleichen Namens anknüpfen wollte, die an den Pilgerwegen Unterkunft und Schutz, aber auch Pflege und Fürsorge anboten – in Trägerschaft meistens von Ordensgemeinschaften. Inzwischen gibt es weltweit schätzungsweise 2000 solcher Hospize.[49] In Deutschland nimmt sich ihre Zahl eher bescheiden aus. Gewöhnlich sind es Häuser mit wenigen Betten, die allerdings bis auf wenige Ausnahmen mit Gruppen arbeiten, die sich vorrangig der ambulanten Hilfe für Sterbende und ihre Familien widmen. Ziel dieser Initiativen ist es, vermehrt dem Wunsch der meisten Menschen nachkommen zu können, in Ruhe und Würde zu Hause zu sterben. Die eigentlichen Hospize als stationäre Einrichtung gelten bei den weltweit meisten Häusern lediglich als Rückendeckung für Notfälle. »Was allerdings die Realisation von Hospizprogrammen in der Bundesrepublik Deutschland erschwert, ist die Tatsache, daß Hospize gewissermaßen »quer« zu dem liegen, was in unserem Gesundheitswesen üblich ist. In einem System, in dem die Wiederherstellung von Gesundheit oberste Priorität besitzt, muß der Aspekt der lindernden Behandlung wie ein Fremdkörper wirken.«[50]

Wie stark jedoch das Unbehagen in der Bevölkerung über die unzureichende Betreuung Sterbender wächst, zeigt nicht nur die Gründung von Vereinen, die sich dem Ziel einer Verbesserung der Situation verschrieben haben (zum Beispiel die Deutsche Hospizhilfe in Buchholz oder der Verein OMEGA mit Sitz in Hann. Münden).[51] Wie sehr dieses Thema immer mehr Aufmerksamkeit findet, zeigt sich auch in dem Service der Deutschen Hospizhilfe, die unter der Telefon-Nr. 0 41 81–3 94 95 Auskunft gibt über die Arbeit der inzwischen rund tausend deutschen Hospiz-Initiativen.

Es bleibt noch eine Menge zu tun. »Die Entfremdung des Menschen von sich selbst, von seinem Leib und Leben, von seinen Mitmenschen und seiner Umgebung kann kaum irgendwo krasser erlebt werden als auf der Grenze von Leben und Tod.«[52] Nur wenn wir der Wahrheit ungeschminkt ins Gesicht sehen, werden wir Fortschritte erzielen sowohl für die betroffenen Patienten als auch für die, die ihnen begegnen, und nicht weniger für alle, die Verantwortung tragen für die strukturellen Bedingungen in diesem Bereich. Wie sehr Patienten gerade in der letzten Lebensphase, im Zusammenbruch ihrer Existenz im

Sterben, auf befriedigende Kontakte, tragfähige Beziehungen und gute äußere Bedingungen angewiesen sind, hat die eigene Untersuchung deutlich nachweisen können. Es liegt nicht zuletzt an uns, dafür zu sorgen, daß den Menschen an der Grenze zwischen Leben und Tod das zukommt, was sie zum Leben im Sterben nötig haben. Kein Patient darf durch innere oder äußere Bedingungen den sozialen Tod erleiden, lange bevor er gestorben ist.

Anmerkungen

1. Gesellschaftliche Bedingungen heutigen Sterbens in ihrem geschichtlichen Kontext

1 Vgl. dazu besonders D. Sudnow, Organisiertes Sterben.

2 Vgl. dazu K. Köhle, Ein Konzept zur Bearbeitung von psychologischen Problemen auf Schwerkrankenstationen.

3 Vgl. dazu E. Engelke, H. J. Schmoll, G. Wolff, Sterbebeistand bei Kindern und Erwachsenen, Stuttgart 1979, Vorwort.

4 Chr. von Ferber z. B. meint, daß das eigentümliche Mißverhältnis zwischen anthropologischer Bedeutung des Todes und seiner Repräsentation in unserer Kultur (für die Bewußtseinsinhalte von Befragungspersonen) ein Indiz darstellten, könne man nicht als ein selbstgeschaffenes Problem der Kulturkritik abtun, wohl sei es ein Anlaß zur Beunruhigung und zur Besorgnis. Vgl. Chr. von Ferber, Der Tod. Vgl. auch J. E. Meyer, Todesangst und das Todesbewußtsein der Gegenwart.

5 Vgl. J. E. Meyer, Todesangst und das Todesbewußtsein der Gegenwart, 98 f.

6 Ebd. 99. – Auf einen anderen Mechanismus weist H. G. Pöhlmann hin, wenn er davon ausgeht (und dies auch in der mordernen Literatur festmachen zu können glaubt), daß der Tod zu einer quantité néglibeable gemacht wird, zu einer belanglosen Sache. »Benn, Rilke, Kafka, S. de Beauvoir und Sagan schildern in eindrücklicher Weise diese Versachlichung und Verdinglichung des Todes und die Gleichgültigkeit der Umwelt gegenüber Sterbenden. Der Tod ... ist kein *Ereignis* mehr, sondern nur noch eine *Nachricht*, die man wie die Wasserstandsmeldung aufnimmt.« H. G. Pöhlmann, Der Tod, Schlußpunkt nicht Doppelpunkt, 26.

7 H. Schipperges weist darauf hin, daß Lebenskunst und Sterbekunst gleicher Struktur sind: Wir klären auf über Sexus und alles, nicht aber über den Tod. Die Gesellschaft versuche denn auch alles, um die Tabuisierung des Todes zu fördern und damit den Verlust der Identität des Menschen mit sich selber. Vgl. H. Schipperges, Die moderne Medizin und der Tod.

8 H. Zahrnt, »... und am Ende der Tod.« Der Beitrag des christlichen Glaubens zum Leben und Sterben des Menschen, in: W. Bitter (Hg.), Alter und Tod – annehmen oder verdrängen? Stuttgart 1974, 149–168.

9 Vgl. dazu W. Fuchs, Todesbilder in der modernen Gesellschaft, Frankfurt [2]1979; ders., Die These von der Verdrängung des Todes, in: Frankfurter Hefte 26, 1971, H. 3, 177–184.

10 Zit. nach H. Schipperges, Die moderne Medizin und der Tod, 39.

11 Vgl. A. E. Imhof, Die gewonnenen Jahre.
12 Vgl. dazu besonders das gut lesbare, bisweilen sogar spannende Buch von A. E. Imhof, Die verlorenen Welten.
13 A. E. Imhof, Statistiker, Historiker – und die anderen. Ein Kapitel angewandter Berliner Bevölkerungsstatistik, in: W. Ribbe (Hg.), Berlin-Forschungen, Berlin 1986, 296–332, 299.
14 A. E. Imhof, Die verlorenen Welten, 203.
15 Vgl. A. Hahn, Einstellungen zum Tod und ihre soziale Bedingtheit, Stuttgart 1968.
16 Vgl. ausführlicher dazu F. X. Kaufmann, Christentum im Westen: Spannungsfeld der Verweltlichung.
17 H. Schipperges, Entwicklungen der Krankenhausdienste, in: Der Krankenhausarzt 44 (1971) 92–109, 98.
18 R. M. Rilke, Die Aufzeichnungen des Malte Laurids Brigge, in: Sämtliche Werke, Hg.: Rilke-Archiv, Bd. 6, Wiesbaden 1966, 709–978, 713 f.
19 Zit. nach H. Schipperges, Die Entwicklung der »Cura« im Verständnis der therapeutischen Dienste, in: J. Mayer-Scheu, R. Kautzky (Hg.), Vom Behandeln zum Heilen, 40–55, 49.
20 Vgl. A. E. Imhof, Die verlorenen Welten, 228.
21 Zitat nach K. H. Bloching, Tod, Mainz 1973, 23.
22 Ph. Ariès, Geschichte des Todes, 716.
23 A. E. Imhof, Die verlorenen Welten, 25f.

2. Das Erleben des Sterbens

1 H. Freyberger, Vom Umgang mit Sterbenden – unter besonderer Berücksichtigung von hospitalisierten internistischen Patienten, in: P. Lüth (Hg.), Sterben heute – ein menschlicher Vorgang, Stuttgart 1976, 154–164.
2 Vgl. M. Leist, Das Sterben bewältigen?
3 Vgl. J. Siegrist, Erfahrungsstruktur und Konflikt bei stationären Patienten, in: Zeitschrift für Soziologie 1 (1972) 271–280.
4 Vgl. z. B. E. Heim, Krankheit als Krise und Chance. Unter dem Stichwort »Veränderung der Kommunikationsstruktur« vgl. B. C. Glaser, A. L. Strauß, Interaktion mit Sterbenden, 40 ff. und 188 ff. Unter dem soziologischen Aspekt der Organisation des Stationsbetriebes vgl. D. Sudnow, Der Tod im Krankenhaus, in: P. Lüth (Hg.), Sterben heute, 120–145, bes. 121 ff.
5 R. Leuenberger, Der Tod, Zürich ²1973, 133. Zum Problem der letzten Einsamkeit im Sterben siehe auch F. Meerwein, Die Psychologie des Krebskranken, 19 ff.

6 K. von Dürckheim, Die anthropologischen Voraussetzungen jeglichen Heilens, 158.

3. Zwischen »Wahrheit« und Verleugnung

1 Th. von Uexküll, Das Verhältnis von der Heilkunde zum Tode, XII.
2 Ebd.
3 Ebd. XVI.
4 Vgl. dazu auch K. Köhle, Probleme im Umgang mit der Angst körperlich Schwerkranker.
5 R. Kautzky, Sterben im Krankenhaus, 141 f.
6 Vgl. dazu auch K. Lückel, Begegnung mit Sterbenden und ders., Das Vermeiden des Sterbens – und die Begegnung mit dem Unvermeidbaren, 194–202.
7 R. Kautzky (Hg.), Sterben im Krankenhaus, 143.
8 Ebd. 144. Vgl. auch W. Schweidtmann, Menschen begegnen dem Tod.
9 E. Heim, Psychisches Verhalten bei terminalen Krankheiten, 326.
10 Vgl. dazu F. Meerwein, Psychoanalytische Erfahrungen an Kranken mit infauster Prognose, in: Fortbildungskurse Schweiz. Ges. Psychiatrie 6 (1973) 86–96, bes. 93.
11 Zit. nach H. Schadewaldt. Der Arzt vor der Frage von Leben und Tod, 556.
12 Vgl. dazu H. J. Senn, Wahrhaftigkeit am Krankenbett.
13 Ebd. 17 ff.
14 Zit. nach H. Schadewaldt, Der Arzt vor der Frage von Leben und Tod, 566.
15 Der Arzt vor der Frage nach Leben und Tod, 566.
16 Vgl. H. J. Senn, Wahrhaftigkeit am Krankenbett, 70 f.
17 Zit. nach H. Schadewaldt, Der Arzt vor der Frage nach Leben und Tod, 566.
18 Zit. nach A.-E. Meyer, M. von Kerekjarto, Umgang mit zum Tode Kranken, 397.
19 Zit. nach P. Meerwein, Der Krebspatient und sein Arzt im 19. Jahrhundert, Zürich 1980, 38.
20 G. Storm, Theodor Storm – ein Bild seines Lebens, Berlin 1913, II, 228.
21 Wiedergegeben nach J. E. Meyer, Die Aufklärung des unheilbar Kranken, 142.
22 Vgl. dazu auch den Artikel von I. Tzschaschel, »Aufklären nimmt nicht den Mut«.
23 Wiedergegeben nach J. E. Meyer, Die Aufklärung des unheilbar Kranken, 143.

24 Vgl. E. Heim, Psychisches Verhalten bei terminalen Krankheiten, 326.
25 Vgl. E. Kübler-Ross, Interviews mit Sterbenden, 95.
26 Wiedergegeben nach Th. P. Hackett, Psychological assistance for the dying patient and his family, in: Annual review of medicine 27 (1976) 371–378, 372 f.
27 Vgl. dazu K. Köhle, C. Simons, H. Urban, Zur psychologischen Betreuung unheilbar Kranker, 102.
28 R. Schwarz, Aufklärung über die Tumordiagnose und Vorwissen bei Patientinnen unter Brustkrebsverdacht, 86.
29 Vgl. dazu auch H.-Chr. Piper, Gespräche mit Sterbenden, bes. 150 und die Ausführungen bei R. Schwarz, Aufklärung über die Tumordiagnose und Vorwissen bei Patienten unter Brustkrebsverdacht, bes. 82.
30 H.-Chr. Piper, Gespräche mit Sterbenden, 150. Vgl. dazu auch die »Sterbensbahnen« nach B. C. Glaser, A. L. Strauß, Interaktion mit Sterbenden.
31 S. Bok. Sollen Ärzte lügen dürfen? 60.
32 A. D. Weisman, On Dying and Denying, 109.
33 Vgl. dazu Y. Spiegel, Der Prozeß des Trauerns, München 1973; U. Kast, Trauern; A. und M. Mitscherlich, Die Unfähigkeit zu trauern. Grundlagen kollektiven Verhaltens, München 1967; S. Freud, Trauer und Melancholie. Gesammelte Werke 10, Frankfurt 1967, 428–446.
34 Zur Bedeutung der Träume in der Arbeit mit Sterbenden vgl. K. Lükkel, Begegnung mit Sterbenden; E. Kübler-Ross, Verstehen was Sterbende sagen wollen.
35 Vgl. dazu auch J. Mayer-Scheu, Sterben im Krankenhaus, 35 ff.
36 K. von Dürckheim, Die anthropologischen Voraussetzungen jeglichen Heilens, 179.
37 J. Mayer-Scheu, Bedingungen einer Sterbenshilfe im Krankenhaus, 38.
38. E. S. Shneidman, Formen des Sterbens und Thanato-Therapie, 252.
39 K. von Dürckheim, Die anthropologischen Voraussetzungen jeglichen Heilens, 175.
40 I. u. H.-Chr. Piper, Schwestern reden mit Patienten, 41.
41 Vgl. dazu auch W. Schweidtmann, Krankenhausseelsorge auf neuen Wegen, bes. 21 f.
42 Vgl. S. Freud, Die Abwehrneuropsychosen. Gesammelte Werke, Bd. 1 (1894), London 1950.
43 Vgl. S. Freud, Hemmung, Symptom und Angst. Gesammelte Werke, Bd. 14 (1926), London 1950.
44 Vgl. A. Freud, Das Ich und die Abwehrmechanismen, München [8]1973.
45 J. Cremerius, Abriß der psychoanalytischen Abwehrtheorie, in: Zeitschrift für Psychotherapie und medizinische Psychologie 18 (1968) 1–14, 2.
46 Vgl. dazu auch den Abschnitt »Abwehrmechanismen« gegenüber Tod

und Sterben in dem Artikel von H. Reichhelm, Bemerkungen zur Thanato-Psychologie, in: S. Wehowsky (Hg.), Sterben wie ein Mensch, Gütersloh 1985, 27–38, bes. 33 f.

47 Vgl. dazu ausführlicher z. B. E. S. Shneidman, Formen des Sterbens und Thanato-Therapie.
48 Vgl. J. E. Meyer, Einstellungen zu Tod und Sterben in der Gegenwart, 56.
49 Vgl. R. S. Lazarus, R. Launier, Streßbezogene Transaktionen, 223.
50 Vgl. A. D. Weisman, The Realization of death.
51 Wiedergegeben nach ebd. 70.
52 Wiedergegeben nach A. D. Weisman, Coping with Cancer, 49 f.
53 A. D. Weisman, Th. P. Hackett, Denial as a Social Act.
54 Vgl. J. Siegrist, Aufklärung in Grenzsituationen, 29.
55 Ebd. 34.

4. Wie wird man mit der Krankheit fertig?

1 Vgl. z. B. J. E. Meyer, Todesangst und das Todesbewußtsein der Gegenwart, 99.
2 R. S. Lazarus, Streß und Streßbewältigung, 201.
3 Social readjustment Scale, aus: R. S. Lazarus, Patterns of adjustment, 121.
4 Vgl. ausführlicher dazu R. S. Lazarus, Streß und Streßbewältigung, 198 f.
5 R. S. Lazarus, Streß und Streßbewältigung, 199.
6 Vgl. R. S. Lazarus, Streß und Streßbewältigung, 201.
7 Vgl. dazu S. M. Monroe, Major und minor Life events as predicator of psychological distress.
8 D. Goleman, Im Gespräch: Richard S. Lazarus, 60.
9 D. Goleman, Im Gespräch: Richard S. Lazarus, 64.
10 R. S. Lazarus, Streß und Streßbewältigung, 212.
11 Vgl. D. Goleman, Im Gespräch: Richard S. Lazarus, 63.
12 Vgl. S. Folkman, R. S. Lazarus, Analysis of coping in a middleaged community sample, in: Journal of Health and Social Behaviour (1980/81) 219–239.
13 Vgl. dazu ausführlich R. S. Lazarus, Streß und Streßbewältigung, bes. 218 ff.
14 Vgl. dazu ausführlicher R. S. Lazarus, R. Launier, Streßbezogene Transaktionen, 256 f.
15 Ebd.
16 »The existential plight in cancer: significance of the first 100 days« In:

International Journal of Psychiatry in Medicine, Vol. 7 (1), 1976/77, 1–15.

17 Vgl. A. D. Weisman, Early diagnosis of vulnerability in cancer patients.

18 Vgl. A. D. Weisman, W. Worden, The existential plight in cancer, 1.

19 Vgl. ebd. 8.

20 Vgl. ebd. 28.

21 Vgl. E. Heim, K. Augustiny, A. Blaser, Krankheitsbewältigung, 36.

22 Ebd. 37.

23 Vgl. Der Streßverarbeitungsfragebogen, in: Ärztliche Praxis 38, 1978, 1208–1210.

24 Bewältigungsverhalten nach E. Heim, K. Augustiny, A. Blaser, Krankheitsbewältigung, 39.

5. Was Patienten selber denken

1 Aus den zur Wahl stehenden methodischen Möglichkeiten der Untersuchung: halbstandardisiertes Interview, zentriertes Interview bzw. Tiefeninterview oder testpsychologische Erhebung fiel die Entscheidung für die letztgenannte Form. Ausschlaggebend war dafür letztlich die Tatsache, daß der Fragebogen so auch unabhängig von der Person des Interviewers ausgefüllt werden konnte. Die starke emotionale Besetzung des erfragten Themas ließ dies sinnvoll erscheinen. – Zur Repräsentanz der Stichprobe bzw. der Auswahl der Patienten ist zu sagen, daß weder Geschlecht noch Alter oder sonstige Auswahlkriterien ausschlaggebend waren, sondern lediglich das Kriterium einer carcinogenen Erkrankung. Dabei entschied letztlich der Zufall über die Auswahl der Patienten, auf die der Autor durch eigene Besuche stieß oder durch medizinisches bzw. pflegerisches Personal aufmerksam gemacht wurde.

Der Fragebogen beinhaltet sowohl binäre als auch skalierte Items. Obwohl skalierte Daten intensiver auszuwerten sind, wurden auch die binären Items in den Fragebogen aufgenommen, weil etwa auf eine Frage wie: »Welche Ursachen haben zu Ihrer Krankheit geführt« nicht ganz verzichtet werden sollte.

2 Die gesamte Datenverarbeitung erfolgte auf der Grundlage des SAS (Statistical Analysis System, 1985). Die Rohdaten für den Fragebogen sowie die Grundvariablen sind in zwei SAS-Dateien erfaßt worden. Die Erfassung der Daten erfolgte interaktiv mit der SAS-FSEDIT-Prozedur. Die Graphiken wurden mit Prozedur CHART erstellt; die Tabellen mit Prozedur TABULATE und FREQ. Bei

bestimmten Variablen wurde in Prozedur FREQ der Chi-Quadrat-Test durchgeführt. Die statistischen Kenngrößen bestimmter Variablen wurden mit Hilfe der Prozedur UNIVARIATE berechnet. In bezug auf die CHI-Quadrat-Werte wird von einer Irrtumswahrscheinlichkeit von Alpha = 0,05 ausgegangen.
Vgl. dazu L. Sachs. Statistische Auswertungsmethoden, Berlin-Heidelberg-New York [2]1969.

3 Vgl. I. Tzschaschel, Aufklären nimmt nicht den Mut; vgl. auch die Zeitschrift des Deutschen Krebsforschungszentrums »einblick« 1/1990.

4 Diese Kategorie wurde nach Untersuchungen von Weisman/Worden in: »The existential plight in cancer« gebildet.

6. Sterbebegleitung

1 Vgl. dazu J. Taubert, Erfahrungen in der Fortbildung von Krankenschwestern, in: J. Howe, R. Ochsmann (Hg.), Tod – Sterben – Trauer. Bericht über die 1. Tagung zur Thanato-Psychologie vom 04.–06.11.1982 in Vechta, Frankfurt [2]1985, 131–134.

2 J. Siegrist, Lehrbuch der medizinischen Soziologie, 157 f.

3 Vgl. dazu E. Ringel, Sterben und Tod als Problem des medizinischen Unterrichts; W. Schweidtmann, Nicht nur überleben.

4 Vgl. auch Chr. Winter-von Lersner, Geben und Nehmen?

5 Zum burnout-Syndrom bei Mitgliedern helfender Berufe vgl. E. Aronson, A. M. Pines, D. Kafry, Ausgebrannt, bes. 19 ff.: Strategien gegen das Ausbrennen.

6 Vgl. Sterben im Krankenhaus, in: Psychologie heute 17 (1990) 18.

7 H. E. Richter, Der Arzt kann von Sterbenden lernen, in: Arzt heute, 24.03.1986, 12.

8 Zur einseitig naturwissenschaftlichen Prägung der medizinischen Ausbildung und der damit verbundenen Gefahr, die Ganzheit des Lebens aus dem Blick zu verlieren, vgl. J. Moltmann, Die Menschlichkeit des Sterbens, 107–119.

9 M. Buber, Die Erzählungen der Chassidim, Zürich 1949, 771.

10 H. Vorgrimler, Von der Gegenwart und dem Leben der Toten, in: Der Umgang mit den Toten, hg. von K. Richter, Freiburg 1990, 27–47, 32.

11 Vgl. Die Neue Ärztliche, 24.08.1990, 6.

12 A. Exeler, »Die Gemeinde«. Vorlesungsmanuskript WS 1977/78, 123 f.

13 Vgl. Reportage zu: Das Tabuthema Tod löst ungeahnte Emotionen. RP 40–WA, Do 16.08.1990, Nr. 189.

14 Zit. nach E. Kübler-Ross, Reif werden zum Tode, 56–58.

15 Zur Frage der emotionalen Belastung beim Personal und ihre Verarbeitung vgl. A. Strauss u. a., Gefühlsarbeit.
16 Vgl. H. Prettner, Lernen, unheilbar Krebskranke zu begleiten.
17 M. Balint, Der Arzt, sein Patient und die Krankheit, Stuttgart 1976 (1964), 399.
18 Vgl. dazu U. Koch, Chr. Schmeling, Umgang mit Sterbenden, 81–93.
19 U. Koch, Chr. Schmeling, Betreuung von Schwer- und Todkranken, 103.
20 H. Straub, Mit dem Sterben leben. Entwicklung eines Kompaktseminars zur Sterbebegleitung für Pflegepersonal.
21 Ebd. 124.
22 Ebd.
23 P. Sporken, Ausbildung und Training für den Umgang mit Sterbenden, 119.
24 Vgl. dazu J. Siegrist, Aufklärung in Grenzsituationen, 34 ff.
25 Zum Bereich der Gruppen- und Teamsupervision vgl. K. Rappe-Siesecke, Theorie und Praxis der Gruppen- und Teamsupervision.
26 K. Huck, Die Frage der Ethik in der psychotherapeutischen Begleitung Sterbender, 74.
27 Vgl. Chr. von Ferber, Der Tod, 249.
28 Die Deutschen Bischöfe, Menschenwürdig sterben und christlich sterben, 15 f.
29 Vgl. H. Stenger, Umgang mit Erfahrungen im seelsorgerlichen Gespräch.
30 H.-Chr. Piper, Kranksein – Erleben und Lernen, 30.
31 K. Lehmann, Jesus Christus ist auferstanden, 28 f.
32 Vgl. J. Brenning u. a., Leid und Krankheit im Spiegel religiöser Traktatliteratur, in: Theologia practica 7, 1972, 302–315, bes. 310.
33 Th. Pröpper, Warum gerade ich? Zur Frage nach dem Sinn von Leiden, in: P. Becker, V. Eid (Hg.), Begleitung von Schwerkranken und Sterbenden, Mainz 1984, 150–172, 164.
34 J. Mayer-Scheu, Sterben können heißt leben, 78.
35 K. Lehmann, Zugang zum Ostergeschehen heute, 45.
36 Ebd. 46.
37 J. Mayer-Scheu, Sterben können heißt leben, 79.
38 H.-Chr. Piper, Die Begleitung des Sterbenden in der Ausbildung zu Krankenhausseelsorgern, 57.
39 Vgl. dazu J. Hammers, Die Ausbildung in patientenzentrierter Gesprächsführung am Bischöflichen Priesterseminar in Trier, in: Wege zum Menschen 30 (1978) 166–171.
40 Als Überblick auch über inhaltliche Aspekte der Ausbildungskurse vgl. W. Becher, Seelsorgeausbildung, Göttingen 1976.
41 Vgl. dazu J. Mayer-Scheu, Vom Behandeln zum Heilen, bes. das 5. Ka-

pitel: Der Beitrag von Theologie und Seelsorge zum Heilen im Krankenhaus, 157 ff.; ders., Seelsorge im Krankenhaus, bes. 100 ff.: Klinische Seelsorgeausbildung; vgl. auch W. Bruners, J. Schmitz (Hg.), Das Lernen des Seelsorgers, bes. 120–129. Ein interessantes Konzept führt Josef Hochstaffl an der Fachhochschule Paderborn mit einem interdisziplinären Projektseminar zum Thema »Krankenhausseelsorge« für Studenten mit dem Berufsziel »Gemeindereferent« durch. Vgl. J. Hochstaffl, Interdisziplinäre Projektseminare; vgl. auch H. Pompey, Heilen und Gesundwerden im Krankenhaus, in: Lebendige Katechese 7 (1985) 66–70.

42 Als kurzer Überblick über die derzeitige Situation der Pastoralpsychologie gut geeignet ist der Artikel von H. Wahl, Therapeutische Seelsorge als Programm und Praxis.

43 Ein so guter Kenner der kirchlichen pastoralen Szene wie K. Frielingsdorf warnt deutlich vor einer erneuten Konfrontation zwischen Theologie und Humanwissenschaften. Vgl. dazu ders., Seelsorgliche Beratung, in: Diakonie 13 (1982) 25–28.

44 D. Ritschl, Nachdenken über das Sterben, 146.

45 J. Siegrist, Aufklärung in Grenzsituationen, 36.

46 Art. »Sterben im Krankenhaus«, 18.

47 F. X. Kaufmann, in: F. X. Kaufmann, J. B. Metz, Zukunftsfähigkeit, 88.

48 Ebd. – Die erste Palliativstation, in der terminale Krebskranke in einem angemessenen Rahmen und mit ausreichendem Personal gepflegt werden können, wurde mit den Mitteln der Deutschen Krebshilfe an einer Universitätsklinik und nicht in einem kirchlichen Krankenhaus errichtet!

49 Vgl. dazu J.-C. Student (Hg.), Das Hospiz-Buch; ders., Neue Wege der Sterbebegleitung. Vgl. auch H. Beutel, D. Tausch (Hg.), Sterben – eine Zeit des Lebens. Ein Handbuch der Hospizbewegung.

50 J.-C. Student, Neue Wege der Sterbebegleitung, 552.

51 Vgl. dazu N. W. Gallmeier, V. Bruntsch, Hospize, Palliativstationen etc. Ausdruck der Krise der Medizin.

52 K. Lückel, Begegnung mit Sterbenden.

Literaturverzeichnis

Die nachstehend aufgeführte Literatur wurde im Text verarbeitet und dient als Hinweis für diejenigen, die sich mit einzelnen Fragestellungen weiter beschäftigen möchten.

ARGELANDER, H. (HG.): Konkrete Seelsorge. Balintgruppen mit Theologen im Sigmund Freud-Institut Frankfurt/M. Stuttgart 1973

ARIÈS, PH.: Geschichte des Todes. München 1982

ARONSON, E., PINES, A. M., KAFRY, D.: Ausgebrannt. Vom Überdruß zur Selbstentfaltung. Stuttgart 1983

AULBERT, E.: Psychosoziale Betreuung des unheilbar Kranken durch den Arzt. In: N. NIEDERLE, E. AULBERT (HG.): Der Krebskranke und sein Umfeld. Stuttgart-New York 1987, 63–79

BALINT, M.: Der Arzt, sein Patient und die Krankheit. Stuttgart [4]1976 (1964)

BAUMGARTNER, I.: Pastoralpsychologie. Einführung in die Praxis heilender Seelsorge. Düsseldorf 1990

BECKER H., EINIG, B., ULLRICH, P.-O. (HG.): Im Angesicht des Todes. Bd. I, St. Ottilien 1987

BECKER, P., EID, V. (HG.): Begleitung von Schwerkranken und Sterbenden. Praktische Erfahrungen und wissenschaftliche Reflexion. Mainz 1984

BETTEX, M. S.: Umgang mit Widerstand und Verdrängung bei Krebspatienten. In: Krankendienst 56, 1983, 4–10

BEUTEL, H., TAUSCH, D. (HG.): Sterben – eine Zeit des Lebens. Ein Handbuch der Hospizbewegung. Stuttgart 1989

BISTUM ESSEN (HG.): Das Krankenhaus mit seinem caritativen Auftrag im Spannungsfeld moderner technischer und ökonomischer Gegebenheiten. Referate des 23. Ärztetages im Bistum Essen. Reihe: Schriften des Ärzterates im Bistum Essen, Bd. 13, Nettetal 1990

BOK, S.: Sollen Ärzte lügen dürfen? In: Psychologie heute 7, 1980, 57–63

BÖNISCH, E., MEYER, J. E. (HG.): Psychosomatik in der Klinischen Medizin. Psychiatrisch-psychotherapeutische Erfahrungen bei schweren somatischen Krankheiten. Berlin-Heidelberg-New York 1983

BRÄUTIGAM, W., MEERWEIN, F. (HG.): Das therapeutische Gespräch mit Krebskranken. Fortschritte der Psycho-Onkologie. Bern-Stuttgart-Toronto 1985

BRUNERS, W., SCHMITZ, J. (HG.): Das Lernen des Seelsorgers. Mainz 1982

COHEN, F., LAZARUS, R. S.: Coping with the Stresses of Illness. In: G. C. Stone u. a. (Eds.): Health Psychology. San Francisco 1980, 217–254

CONDRAU, G.: Der Mensch und sein Tod. Zürich-Einsiedeln 1984

DIE DEUTSCHEN BISCHÖFE: Menschenwürdig sterben und christlich sterben. Hg. vom Sekretariat der Deutschen Bischofskonferenz, Nr. 17. Bonn 1978 (Kaiserstr. 163, 5500 Bonn 1)

DÜRCKHEIM, K. GRAF VON: Die anthropologischen Voraussetzungen jeglichen Heilens. In: Der leidende Mensch. Personale Psychotherapie in anthropologischer Sicht. Ein Sammelbuch. Hg. von A. Sborowitz. Darmstadt 1965, 157–185

FERBER, CH. VON: Der Tod. Ein unbewältigtes Problem für Mediziner und Soziologen. In: Kölner Zeitschrift für Soziologie und Sozialpsychologie 22, 1970, 237–250

GALLMEIER, W. M., BRUNTSCH, U.: Hospize, Palliativstationen etc. – Ausdruck der Krise der Medizin? In: Münchener Medizinische Wochenschrift 130, 1988, Nr. 15, 275/37–277/41

GAUS, E., KÖHLE, K.: Psychische Anpassungs- und Abwehrprozesse bei körperlichen Erkrankungen. In: Th. von Uexküll. Psychosomatische Medizin. A.a.O., 1127–1145

GLASER, B. C., STRAUß, A. L.: Interaktion mit Sterbenden. Beobachtungen für Ärzte, Schwestern, Seelsorger und Angehörige. Göttingen 1974

GOLEMAN, D.: Im Gespräch: Richard S. Lazarus. In: Psychologie heute 6, 1980, 60–67

GRÜNDEL, J.: Verhältnis von Ethik und Medizin, dargestellt an der Palliativtherapie und an der Hospizbewegung. In: Arzt und Christ 36, 1990, 95–107

HEIM, E.: Psychisches Verhalten bei terminalen Krankheiten. In: Schweizerische Medizinische Wochenschrift 105, 1975, 321–329

HEIM, E.: Krankheit als Krise und Chance. Stuttgart 1980

HEIM, E., AUGUSTINY, K., BLASER, A.: Krankheitsbewältigung (Coping) – ein integriertes Modell. In: Psychotherapie – Psychosomatik Medizinische Psychologie 33, 1983, Sonderheft: 35–40

HERSCHBACH, P.: Psychosoziale Probleme und Bewältigungsstrategien von Brust- und Genitalkrebspatientinnen. München (Diss.) 1985

HOCHSTAFFL, J.: Interdisziplinäre Projektseminare. Beispiel 1: Krankenseelsorge (WS 1985/86). In: Pastoraltheologische Informationen 2/1986, 330–335

HUCK, K.: Die Frage der Ethik in der psychotherapeutischen Begleitung Sterbender. In: Wege zum Menschen 39, 1987, 67–79

IMHOF, A. E.: Die gewonnenen Jahre. Von der Zunahme unserer Lebensspanne seit dreihundert Jahren oder von der Notwendigkeit einer neuen Einstellung zu Leben und Sterben. München 1981

IMHOF, A. E.: Die verlorenen Welten. Alltagsbewältigung durch unsere Vorfahren – und warum wir uns heute so schwer damit tun. München 1984

JORES, A. (HG.): Praktische Psychosomatik. Bern-Stuttgart-Wien ²1981

KAST, V.: Trauern. Phasen und Chancen des psychischen Prozesses. Stuttgart-Berlin 1982

KAUFMANN, F. X.: Christentum im Westen: Spannungsfeld der Verweltlichung. In: F. X. Kaufmann, J. B. Metz: Zukunftsfähigkeit. Suchbewegungen im Christentum. Freiburg 1987, 55–90

KAUTZKY, R.: Sterben im Krankenhaus. Freiburg 1976

KOCH, U., SCHMELING, CH.: »Umgang mit Sterbenden« – ein Lernprogramm für Ärzte, Medizinstudenten und Krankenschwestern. In: Medizinische Psychologie 4, 1978, 81–93

KOCH, U., SCHMELING, CH.: Betreuung von Schwer- und Todkranken – Möglichkeiten und Grenzen der Ausbildung von Krankenhauspersonal. In: J. Howe, R. Ochsmann (Hg.): Tod – Sterben – Trauer. Frankfurt ²1985, 101–106

KÖHLE, K.: Ein Konzept zur Bearbeitung von psychologischen Problemen auf Schwerkrankenstationen. In: E. Bönisch, J. E. Meyer (Hg.): Psychosomatik in der Klinischen Medizin. A.a.O., 118–139

KÖHLE, K.: Probleme im Umgang mit der Angst körperlich Schwerkranker. In: Leitsymptom Angst. Hg. von P. Götze. Berlin-Heidelberg 1984, 67–75

KÖHLE, K., ERATH-VOGT, A.: Die Integration des psychosomatischen Arbeitsansatzes in die Klinische Medizin als Voraussetzung zur Institutionalisierung der klinischen Thanatologie. In: E. Engelke, H. J. Schmoll, G. Wolff (Hg.): Sterbebeistand bei Kindern und Erwachsenen, Stuttgart 1979, 75–98

KÖHLE, K., SIMONS, C., KUBANEK, B.: Zum Umgang mit unheilbar Kranken. In: Th. von Uexküll: Psychosomatische Medizin. A.a.O., 1203–1251

KÖHLE, K., SIMONS, C., URBAN, H.: Zur psychologischen Betreuung unheilbar Kranker. In: E. Grundmann, W. Flaskamp (Hg.): Krebsbekämpfung. Bd. 2: Krebsnachsorge. Stuttgart-New York 1980, 97–123

KRUSE, T., WAGNER, H. (HG.): Sterbende brauchen Solidarität. Überlegungen aus medizinischer, ethischer und juristischer Sicht. München 1986

KÜBLER-ROSS, E.: Interviews mit Sterbenden. Stuttgart ³1973

KÜBLER-ROSS, E. (HG.): Reif werden zum Tode. Stuttgart-Berlin (1976) ⁴1984

KÜBLER-ROSS, E.: Verstehen was Sterbende sagen wollen. Einführung in ihre symbolische Sprache. Stuttgart 1982

LAU, E. E.: Tod im Krankenhaus. Soziologische Aspekte des Sterbens in Institutionen. Köln 1975

LAZARUS, R. S.: Patterns of adjustment. New York 1976

LAZARUS, R. S.: Streß und Streßbewältigung – Ein Paradigma. In: Kritische Lebensereignisse. Hg. von S.-H. Filipp. München-Wien-Baltimore 1981, 198–232

LAZARUS, R. S., LAUNIER, R.: Streßbezogene Transaktionen zwischen Person und Umwelt. In: Streß. Theorien, Untersuchungen, Maßnahmen. Hg. von J. R. Nitsch. Bern-Stuttgart-Wien 1981, 213–259

LEHMANN, K.: Jesus Christus ist auferstanden. Meditationen. Freiburg-Basel-Wien ²1975

LEHMANN, K.: Zugang zum Ostergeschehen heute. Am Beispiel der Emmauserzählung. In: Internationale Katholische Zeitschrift 11, 1982, 42–50

LEIST, M.: Das Sterben bewältigen? In: St. Wehowsky (Hg.): Sterben wie ein Mensch. Gütersloh 1985, 10–26

LÜCKEL, K.: Begegnung mit Sterbenden: Gestaltseelsorge in Begleitung sterbender Menschen. München ²1985

LUDWIG, K. J.: Kraft und Ohnmacht des Glaubens. Seelsorgliche Begleitung in der Krise der Krankheit. Mainz 1988

LÜTH, P. (HG.): Sterben heute – ein menschlicher Vorgang? Beiträge zur Frage der Sterbehilfe als Lebenshilfe. Stuttgart 1976

MAYER-SCHEU, J.: Bedingungen einer Sterbenshilfe im Krankenhaus. In: Arzt und Christ 20, 1974, 26–38

MAYER-SCHEU, J.: Seelsorge im Krankenhaus. Mainz 1977

MAYER-SCHEU, J.: Vom »Behandeln« zum »Heilen«. Die Aufgabe von Theologie und Seelsorge im Krankenhaus. In: J. Mayer-Scheu, R. Kautzky (Hg.): Vom Behandeln zum Heilen. A.a.O., 74–180

MAYER-SCHEU, J., KAUTZKY, R. (HG.): Vom Behandeln zum Heilen. Die vergessene Dimension im Krankenhaus. Wien-Göttingen ²1982

MEERWEIN, F.: Die Psychologie des Krebskranken. Basel 1978

MEERWEIN, F. (HG.): Einführung in die Psycho-Onkologie. Bern-Stuttgart-Wien 1981

MEERWEIN, F.: Zur Psychologie des Krebskranken. In: E. Bönisch, J. E. Meyer (Hg.): Psychosomatik in der Klinischen Medizin. A.a.O., 14–20

MEERWEIN, R., KANT, S., SCHNEIDER, G.: Bemerkungen zur Arzt-Patienten-Beziehung bei Krebskranken. Funktion und Ziel sogenannter »Balintgruppen« an einer internistisch-onkologischen Abteilung. In: Zeitschrift für psychosomatische Medizin und Psychoanalyse 22, 1976, 278–300

MEYER, J. E.: Todesangst und das Todesbewußtsein der Gegenwart. Berlin-Heidelberg-New York 1979

MEYER, J. E.: Die Aufklärung des unheilbar Kranken. In: E. Bönisch, J. E. Meyer (Hg.): Psychosomatik in der Klinischen Medizin. A.a.O., 140 ff.

MEYER, J. E., KEREKJARTO, M. VON: Umgang mit zum Tode Kranken. In: A. Jores (Hg.): Praktische Psychosomatik. Ein Lehrbuch für Ärzte und Studierende der Medizin. Bern-Stuttgart-Wien ²1981, 396–403

215

MOLTMANN, J.: Die Menschlichkeit des Sterbens. In: P. Lüth (Hg.): Sterben heute. A.a.O., 107–119

MONROE, S. M.: Major und minor Life events as predicator of psychological distress. In: Journal of Behavioral Medicine, 1983, 6, 189–205

NUSKO, G.: Coping. Bewältigungsstrategien des Ich im Zusammenhangsgefüge von Kontext-, Person- und Situationsmerkmalen. Frankfurt 1986

PIPER, H.-CH.: Gespräche mit Sterbenden. Göttingen 1977

PIPER, H.-CH.: Die Begleitung des Sterbenden in der Ausbildung zu Krankenhausseelsorgern. In: E. Engelke, H. J. Schmoll, G. Wolff (Hg.): Sterbebeistand bei Kindern und Erwachsenen. Stuttgart 1979, 57–63

PIPER, H.-CH.: Macht und Ohnmacht: Die Frage nach dem Proprium der Seelsorge. In: Wege zum Menschen 34, 1982, 291–299

PIPER, I. U. H.-CH.: Schwestern reden mit Patienten. Göttingen ²1980

PÖHLMANN, H. G.: Der Tod, Schlußpunkt, nicht Doppelpunkt. Das Todesverständnis des heutigen Menschen am Beispiel der modernen Literatur. In: Ders. et al.: Tod und Sterben – Deutungsversuche. Gütersloh ³1985, 17–41

PÖLDINGER, W.: Wahrhaftigkeit am Krankenbett: Auch bei Tumorkranken? In: Therapiewoche 31, 1981, 3109–3114

PÖLDINGER, W.: Die Angst des Patienten – die Angst des Arztes. In: Schweizerische Ärztezeitung 67, 1986, 1364–1370

PÖLDINGER, W.: Der chronisch Kranke und der sterbende Patient. In: TW Neurologie Psychiatrie 3, 1989, 193–211

POMPEY, H.: Heilen und Gesundwerden im Krankenhaus. In: Lebendige Katechese 7, 1985, 66–70

PRETTNER, H.: Lernen, unheilbar Krebskranke zu begleiten. In: Selecta 52, 1987, 3206–3214

RAPPE-GIESECKE, K.: Theorie und Praxis der Gruppen- und Teamsupervision. Berlin-Heidelberg-New York 1990

RICHTER, K.: Der Umgang mit Toten und Trauernden in der christlichen Gemeinde. Eine Einführung. In: Ders. (Hg.): Der Umgang mit den Toten. Tod und Bestattung in der christlichen Gemeinde. Freiburg-Basel-Wien 1990, 9–26

RINGEL, E.: Sterben und Tod als Problem des medizinischen Unterrichts. In: Dynamische Psychiatrie 32, 1975, 143–158

RITSCHL, D.: Nachdenken über das Sterben. Zur ethischen Frage der Sterbebegleitung. In: H. Piechowiak (Hg.): Ethische Probleme der modernen Medizin. Mainz 1985, 144–157

SCHADEWALDT, H.: Der Arzt vor der Frage von Leben und Tod. In: Klinische Wochenschrift 47, 1969, 557–568

SCHAUPP, K.: Geistliche Berufung: Gabe und Aufgabe. Die Bedeutung der Tiefenpsychologie für die Ausbildung von Priestern und Ordensleuten. In: Zeitschrift für Katholische Theologie 106, 1984, 402–439

SCHIPPERGES, H.: Die moderne Medizin und der Tod. In: P. Lüth (Hg.): Sterben heute? A.a.O., 37–47

SCHMIDT, W.: Probleme und Chancen der Kommunikation zwischen Sterbenden, Angehörigen, therapeutischem Team und Klinikseelsorger bei der Begleitung von Sterbenden. In: Theologia practica 21, 1986, 222–227

SCHRÖDER, A.: Psychische Bewältigungsstrategien bei Brustkrebspatientinnen. Frankfurt-Bern-New York 1985

SCHWARZ, R.: Aufklärung über die Tumordiagnose und Vorwissen bei Patientinnen unter Brustkrebsverdacht. In: W. Bräutigam, F. Meerwein (Hg.): Das therapeutische Gespräch mit Krebskranken. A.a.O., 81–89

SCHWARZER, R.: Streß, Angst und Hilflosigkeit. Die Bedeutung von Kognitionen und Emotionen bei der Regulation von Belastungssituationen. Stuttgart 1981

SCHWEIDTMANN, W.: Krankenhausseelsorge auf neuen Wegen. In: W. Schweidtmann u. a. (Hg.): Psychosoziale Probleme im Krankenhaus. München-Berlin-Wien 1976, 1–37

SCHWEIDTMANN, W.: Nicht nur überleben! Tod und Sterben als Thema im berufsethischen Unterricht der Krankenpflegeschule. In: Lebendige Kathechese 5, 1983, 146–150

SCHWEIDTMANN, W.: Humanität auf der Intensivstation – Wie als Mitarbeiter Mensch bleiben? In: Arzt und Krankenhaus 57, 1984, 293–294

SCHWEIDTMANN, W.: Menschen begegnen dem Tod – in: Leiden – Sterben – Tod. Hg. von J. Geyer-Kordesch u. a. Münster 1986, 42–53

SCHWEIDTMANN, W.: Der Umgang mit Toten und Hinterbliebenen im Krankenhaus. In: K. Richter (Hg.): Der Umgang mit den Toten. A.a.O., 81–92

SCHWENDTKE, A.: Krankenverhalten, kritische Lebenssituationen und coping. Ein medizinsoziologischer Beitrag zu Analysen über Bewältigungen belastender sozialer Situation bei chronisch Kranken (Konstanzer Dissertationen 115). Konstanz 1986

SELYE, H.: The stress of Life. New York ²1976

SENN, H. J.: Wahrhaftigkeit am Krankenbett. In: F. Meerwein (Hg.): Einführung in die Psycho-Onkologie. A.a.O. 64–83

SHNEIDMAN, E. S.: Formen des Sterbens und Thanato-Therapie. In: I. Spiegel-Rösing, H. Petzold (Hg.): Die Begleitung Sterbender. Paderborn 1984, 237–258

SIEGRIST, J.: Lehrbuch der Medizinischen Soziologie. München-Berlin-Wien 1974

SIEGRIST, J.: Arbeit und Interaktion im Krankenhaus. Vergleichende medizinsoziologische Untersuchungen in Akutkrankenhäusern. Stuttgart 1978

SIEGRIST J.: Aufklärung in Grenzsituationen. In: T. Kruse, H. Wagner (Hg.): Sterbende brauchen Solidarität. A.a.O., 25–40

SIMON, L.: Erwartungen an den Seelsorger im Krankenhaus. In: Lebendige Seelsorge 36, 1986, H. 1, 17–23

SPORKEN, P.: Ausbildung und Training für den Umgang mit Sterbenden. In: E. Engelke, H. J. Schmoll, G. Wolff (Hg.): Sterbebeistand bei Kindern und Erwachsenen. Stuttgart 1979, 115–125

SPORKEN, P.: Hast du denn bejaht, daß ich sterben muß? Eine Handreichung für den Umgang mit Sterbenden. Düsseldorf 1981

SPRINGER-KREMSER, M.: Onkologische Fallbesprechungen. Möglichkeiten und Grenzen. In: W. Bräutigam, F. Meerwein (Hg.): Das therapeutische Gespräch mit Krebskranken. A.a.O., 9–18

STENGER, H.: Umgang mit Erfahrungen im seelsorgerlichen Gespräch. In: J. Scharfenberg (Hg.): Freiheit und Methode. Göttingen-Wien 1979, 136–151

STERBEN IM KRANKENHAUS. IN: Psychologie heute 17, 1990, H. 8, 18

STRAUB, H.: Mit dem Sterben leben. Entwicklung eines Kompaktseminars zur Sterbebegleitung für Pflegepersonal. In: J. Howe, R. Ochsmann (Hg.): Tod – Sterben – Trauer. Frankfurt ²1985

STRAUSS, A. U. A.: Gefühlsarbeit. Ein Beitrag zur Arbeits- und Berufssoziologie. In: Kölner Zeitschrift für Soziologie und Sozialpsychologie 32, 1980, 629–651

STUDENT, J.-C. (HG.): Das Hospiz-Buch. Freiburg 1989

STUDENT, J.-C.: Neue Wege der Sterbebegleitung. Die Anfänge einer Hospizbewegung in Deutschland. In: Zeitschrift für Allgemeinmedizin 66, 1990, 549–552

SUDNOW, D.: Organisiertes Sterben. Eine soziologische Untersuchung. Mit einer Einleitung zur deutschen Ausgabe von Th. von Uexküll. Frankfurt 1973

SUDNOW, D.: Der Tod im Krankenhaus. Das Sterben als gesellschaftlich determiniertes Faktum. In: P. Lüth (Hg.): Sterben heute. A.a.O., 120–145

TAUSCH, A.-M.: Personenzentrierte Hilfe für Krebspatienten. In: M. Hautzinger, W. Schulz (Hg.): Klinische Psychologie und Psychotherapie, Bd. 3: Depression, Psychosomatik. Berlin-Tübingen 1980, 207–214

TAUSCH, A.-M.: Gespräche gegen die Angst. Krankheit – ein Weg zum Leben, Reinbek 1981

TZSCHASCHEL, I.: »Aufklären nimmt nicht den Mut.« Die meisten Kranken möchten informiert werden – eine Studie. In: physis. Medizin und Naturwissenschaften 6/1990, 71–73

UEXKÜLL, TH. VON: Das Verhältnis der Heilkunde zum Tode. Einleitung zur deutschen Ausgabe: D. Sudnow (Hg.): Organisiertes Sterben. A.a.O., XI–XX

UEXKÜLL, TH. VON: Psychosomatische Medizin. Hg. von R. Adler, J. M. Herrmann, K. Köhle u. a. München-Wien-Baltimore, 3., neubearb. u. erw. Auflage 1986

WAHL, H.: Therapeutische Seelsorge als Programm und Praxis. Praktisch-theologische Überlegungen zur Situation der Pastoralpsychologie. In: K. Baumgartner, P. Wehrle, J. Werbick (Hg.): Glauben lernen – Leben lernen. St. Ottilien 1985, 411–439

WEINGARTEN, E.: Bemerkungen zur sozialen Organisation des Sterbens im Krankenhaus. In: R. Winau, H. P. Rosemeier (Hg.): Tod und Sterben. Berlin-New York 1984, 349–357

WEISMAN, A. D.: On Dying and Denying. A psychiatric study of terminality. New York 1972

WEISMAN, A. D.: The Realization of death. A guide for the psychological autopsy (mit einem Vorwort von E. S. Shneidman). New York 1974

WEISMAN, A. D.: Early diagnosis of vulnerability in cancer patients. In: The American Journal of the Medical Sciences 271, 1976, 187–196

WEISMAN, A. D.: Coping with Cancer. New York 1979

WEISMAN, A. D., HACKETT, TH. P.: Denial as a Social Act. In: S. LEVIN, R. J. KAHANA (ED.): Psychodynamic studies on aging: creativity, reminiscing, and dying. New York 1967, 79–110

WEISMAN, A. D., WORDEN, J. W.: The existential plight in cancer: significance of the first 100 days. In: International Journal of Psychiatry in Medicine. Vol. 7 (1), 1976/77, 1–15

WINAU, R.: Einstellungen zu Tod und Sterben in der europäischen Geschichte. In: R. Winau, H. P. Rosemeier (Hg.): Tod und Sterben. Berlin-New York 1984, 15–26

WINTER-VON LERSNER, CH.: Geben und Nehmen? Zum Problem der Überforderung bei der Pflege Sterbender. In: Deutsche Krankenpflegezeitschrift 6, 1985, 385–387

Robert Buckman
Was wir für Sterbende tun können
Praktische Ratschläge für Angehörige
und Freunde
239 Seiten, kartoniert · ISBN 3-268-00099-1

»Ich weiß nicht, was ich sagen soll« – diese Aussage hört man oft von Menschen, die einem Sterbenden zur Seite stehen. Angst, Unsicherheit, Schuldgefühle und tiefe Traurigkeit erzeugen eine Hilflosigkeit, die noch dadurch verstärkt wird, daß Tod und Sterben aus unseren Alltagserfahrungen verdrängt worden sind. Freunden und Angehörigen Schwerstkranker zeigt dieses Buch, wie sie mit ihren eigenen Ängsten und Gefühlen umgehen können. Sie lernen dabei, auf den Sterbenden einzugehen und ihm auch praktisch zu helfen.

Elisabeth Kübler-Ross
Leben bis wir Abschied nehmen
Mit 80 Fotos von Mal Warshaw
174 Seiten, gebunden · ISBN 3-7831-0580-3

Am Beispiel von vier sterbenden Patienten – darunter ein fünfjähriges Mädchen – werden die Bemühungen von Elisabeth Kübler-Ross für eine Humanisierung des Sterbens und für ein sinnerfülltes Leben bis zum Tode dargestellt. Persönliche Äußerungen der Todkranken und viele eindrückliche Fotos tragen dazu bei, dieses Werk zu einem Dokument der Menschlichkeit, des Mutes und der Hilfe für uns alle werden zu lassen.

KREUZ: Bücher zum Leben.